高等院校医学实验教学系列教材

医学机能实验学

主　编　王玉良

副主编　成　敏　王凤斌　曲梅花　郭军堂

编　委　（按姓氏笔画排序）

丁　怡	王忠伟	王金红	王学健
王建英	王益光	王　琳	毛淑梅
史立宏	朱　红	刘同美	刘江月
苏文霞	杨洪鸣	李文涛	李　宁
李承德	李　鑫	张义军	张广学
张代娟	张秀荣	张晓芸	陆长亮
陆洪英	金成文	房春燕	赵廷坤
赵春贞	高　伟	郭顺生	唐可欣
崔晓栋	康　白	韩慧蓉	鲁　洪
谭春艳	颜　红	戴　功	

科学出版社

北　京

内 容 简 介

　　医学机能实验学以机能实验教学内容为基础,面向机能实验学改革方向,结合医学生科技创新项目和临床案例讨论编写而成。全书分四篇:基本理论与方法篇介绍了机能实验、实验动物、医学科研和实验动物伦理等基本知识和方法学内容;基本性和综合性实验篇按器官系统编排了基本性和综合性实验内容;设计创新性实验篇设计了结合医学生参与的创新性实验计划或毕业论文实验,以项目驱动的方式进行自主设计和实践探索的内容;病例讨论及用药讨论篇提供了临床病例和用药案例,给出了让医学生在临床真实场景下思考和分析的引导性问题等内容。

　　教材深入浅出,逐级递进,内容丰富,图文并茂。适于医学及医学相关类专业本、专科学生使用。

图书在版编目(CIP)数据

医学机能实验学 / 王玉良主编 . —北京:科学出版社,2015.5
ISBN 978-7-03-044311-3

Ⅰ.医…　Ⅱ.①王…　Ⅲ.①实验医学–高等学校–教材　Ⅳ.①R-33

中国版本图书馆 CIP 数据核字(2015)第 101844 号

责任编辑:胡治国 / 责任校对:胡小洁
责任印制:赵　博 / 封面设计:陈　敬

科 学 出 版 社 出版
北京东黄城根北街 16 号
邮政编码:100717
http://www.sciencep.com

三河市骏杰印刷有限公司印刷
科学出版社发行　各地新华书店经销

*

2015 年 5 月第　一　版　　开本:787×1092　1/16
2024 年 8 月第十二次印刷　　印张:10 1/2
字数:240 800

定价:45.00 元
(如有印装质量问题,我社负责调换)

丛书编委会

主 任 委 员	管英俊
副主任委员	王玉良　梁淑娟　李　伟　李　群
委　　　员	（按姓氏笔画排序）
	王玉良　邓爱军　卢国华　成　敏
	孙业全　李　伟　李　群　陈　峰
	胡温庭　隽兆东　高志芹　高佃军
	梁淑娟　程乐森　管英俊

前　言

医学是一门实验性极强的科学,医学实验教学在整个医学教育中占有极为重要的位置。地方医学院校承担着培养大批高素质应用型医学专门人才的艰巨任务,但目前多数地方医学院校仍然采用以学科为基础的医学教育模式,其优点是学科知识系统而全面,便于学生理解和记忆,该模式各学科之间界限分明,但忽略了各学科知识的交叉融合;实验教学一直依附于理论教学,实验类型单一,实验条件简单;实验教材建设落后于其他教学环节改革的步伐,制约了学生探索精神、科学思维、实践能力、创新能力的培养。

近年来,适应国家医学教育改革和医疗卫生体制改革的需要,全国大多数医学院校相继进行了实验室的整合,逐步形成了综合性、多学科共用的实验教学平台,从根本上为改变实验教学附属于理论教学、实现优质资源共享创造了条件。经过多年的探索和实践,以能力培养为核心,基础性实验、综合性实验和设计创新性实验三个层次相结合的实验课程体系,逐步得到全国高等医学院校专家学者的认可。

要实现新世纪医学生的培养目标,除实验室整合和实验教学体系改革外,实验教材建设与改革已成为当务之急。为编写一套适应于地方医学院校医学教育现状的实验教材,在科学出版社的大力支持下,"全国高等院校医学实验教学规划教材"编委会组织相关学科专业、具有丰富教学经验的专家教授,遵循学生的认知规律,从应用型人才培养的战略高度,以《中国医学教育标准》为参照体系,以培养学生综合素质、创新精神和实践创新能力为目标,依托实验教学示范中心建设平台,在借鉴相关医学院校实验教学改革经验的基础上,编写了这套实验教学系列教材。全套教材共八本,包括《人体解剖学实验》、《人体显微结构学实验》、《细胞生物学实验》、《医学机能实验学》、《分子医学课程群实验》、《临床技能学实训》、《预防医学实验》和《公共卫生综合实验》。

本套教材力求理念创新、体系创新和模式创新。内容上遵循实验教学逻辑和规律,按照医学实验教学体系进行重组和融合,分为基本性实验、综合性实验和设计创新性实验3个层次编写。基本性实验与相应学科理论教学同步,以巩固学生的理论知识、训练实验操作能力;综合性实验是融合相关学科知识而设计的实验,以培养学生知识技能的综合运用能力、分析和解决问题的能力;设计创新性实验又分为命题设计实验和自由探索实验,由教师提出问题或在教师研究领域内学生自主提出问题并在教师指导下由学生自行设计和完成的实验,以培养学生的科学思维和创新能力。

本套教材编写对象以临床医学专业本科生为主,兼顾预防医学、麻醉学、口腔医学、影像医学、护理学、药学、医学检验技术、生物技术等医学及医学技术类专业需求。不同的专业可按照本专业培养目标要求和专业特点，采取实验教学与理论教学统筹协调、课内实验教学和课外科研训练相结合的方式，选择不同层次的必修和选修实验项目。

由于医学教育模式和实验教学模式尚存在地域和校际之间的差异，加上我们的理念和学识有限，本套教材编写可能存在偏颇之处，恳请同行专家和广大师生指正并提出宝贵意见。

丛书编委会
2014 年 7 月

目 录

第一篇 医学机能实验学基本理论与方法

第一章 医学机能实验学概述

第一节 医学机能实验学的性质和任务

生理学、病理生理学和药理学都是研究机体功能活动规律的科学。生理学主要研究正常机体功能活动的规律,病理生理学研究疾病情况下的机体功能活动规律,而药理学研究机体与药物相互作用的规律。这三门学科都是实验性学科,在理论上密切联系,实验方法与手段相似,各种理论、学说和结论都来自于科学实验,它们共同构成生理科学或人体机能学。医学机能实验学是一门将生理学、病理生理学、药理学实验等整合、发展,有机融合形成的实验性学科。它以活体(人体或动物)为实验对象,利用实验手段研究机体的正常功能、疾病发生机制和药物作用规律,是医学实验教学中一门系统的、多学科的、整合的综合性实验课程。

人们对疾病的认识和治疗首先要从理解机体正常的生理功能开始,然后了解疾病的病理生理机制,继之研究药物的作用及其作用机制。医学机能实验学的目的和任务就是通过对人或动物生理现象的观察、动物病理生理模型的制备和药物救治以及实验过程中各种生命现象的观察、分析与处理等,更加科学、深入地理解机体正常生理功能,疾病的发生、发展、转化规律和药物治疗原则,为进一步学习其他医学课程提供理论和实验依据。同时,医学机能实验学突出的特点是对传统的实验方法及教学方式进行了改革创新,继承并发展了生理学、病理生理学和药理学实验课程的核心内容,加强了学科之间的交叉融合,更加重视新技术的应用以及学生创新能力的培养,因而也可培养同学们独立提出问题、分析问题和解决问题的能力,使学生的自主学习能力、创新思维能力和终身学习能力得以训练和提高,因此,医学机能实验学在医学教育中具有举足轻重的地位和重要意义。

第二节 医学机能实验学的实验方法

医学机能实验学是一门实验性科学。实验研究的步骤大体分为三个阶段,即:①确立命题或提出工作假说;②制定研究方案并开展研究;③分析实验结果和得出结论。现代医学科学研究大量地采用了各学科发展起来的新技术,从不同的水平、不同的侧面去揭示生命活动的规律。研究生命活动的规律必然要以活着的机体、器官或组织细胞进行实验。医学机能实验学主要利用动物进行实验,也可在人体上直接进行观察。

动物实验可分为慢性实验与急性实验两大类。急性实验一般只观察几个小时,最多一两天;慢性实验长达几个星期、几个月或更长。

一、慢 性 实 验

慢性实验是在无菌条件下对健康动物进行手术,暴露、摘除、破坏及移植所要研究的器官,然后尽可能在接近正常的生活条件下,观察器官的功能或功能紊乱等。由于这种动物可以在较长时间内用于实验,故此方法称为慢性实验。慢性实验方法的特点是保存了各器官的自然联系和相互作用,便于观察某一器官在正常情况下的生理功能及其与整体的关系。例如,巴甫洛夫创造的巴氏小胃,是用来研究神经系统对胃液调节的经典实验;抗动脉粥样硬化的实验研究等。

二、急 性 实 验

急性实验可分为在体($in\ vivo$)实验与离体($in\ vitro$)实验。

(一) 在体实验

在体实验是在麻醉状态下,对动物施行手术暴露器官或组织进行观察或实验。此方法的优点是实验简单,条件易于控制,有利于观察器官间的相互关系和分析某一器官活动的过程和特点。例如,观察迷走神经对心脏活动的作用时,可解剖暴露家兔颈部迷走神经并开胸暴露心脏,用电刺激迷走神经,观察、记录心脏的活动;观察某些药物对血流动力学影响时,可直接将导管插入心脏或血管记录其变化;观察药物(如阿托品)对胃肠运动功能的影响可利用在体胃肠道等。

(二) 离体实验

离体实验是从动物体内取出某一器官、组织或分离某种细胞,置于适宜的人工环境下使其在短时间内保持生理功能,观察它们的功能活动及影响因素。这种方法有利于排除无关因素的影响,在特定的条件下,观察离体器官、组织或细胞的基本生理特性。例如,为观察心脏的生理特性和药物对其的影响,可取动物的离体心脏或部分心肌为材料;当观察神经本身的生物电活动时,可取动物离体神经,放置于适当的环境记录其生物电现象(如神经干动作电位的引导实验);研究也常用细胞分离和培养技术进一步观察细胞各种微细结构的功能和细胞内物质分子的各种物理化学变化,以阐明生命活动的基本规律及疾病和药物对生命活动的影响。

此外,还有许多实验研究方法,例如,电生理、膜片钳、脑片培养、体外细胞培养、放射免疫、PCR、凝胶电泳、Southern blot、Northern blot、Western 印迹法、原位杂交等均可应用于机能实验学研究。多普勒超声、功能性磁共振技术(fMRI)、事件相关诱发电位(ERP)等也可以用于人体无创性机能实验学研究。

值得注意的是,急性实验、慢性实验和无创伤性实验等所得的结果是有差别的。在解释实验结果时,不能将特定条件下所获得的资料推演为普遍规律;同时也应充分考虑人与动物之间的差异,不可简单地将动物实验结果完全应用于人体。

第三节　实验室规则与操作规程

在实验教学中,要培养学生对科学工作具有严肃的态度、严密的方法、实事求是的作风和团结协作精神。为实现医学机能实验学课程的目标,要求学生做到以下几个方面。

一、实 验 课 前

(1)学生应根据课程安排认真阅读实验教程,了解实验的目的和要求,充分理解实验原理,熟悉实验步骤、操作程序、观察项目和注意事项,做到心中有数。

(2)结合实验内容复习相关理论,做到充分理解。

(3)预测每个实验步骤可能得到的结果并作出合理的解释。

(4)充分估计实验中可能出现的问题和误差,并制订防止误差的办法和措施。

二、实 验 课 中

(1)遵守实验室守则和学习纪律,不迟到,不早退。因故缺席或早退应向指导教师请假并得到批准才能离开。

(2)进实验室必须穿着实验工作服。实验过程中应严肃认真,不得进行与实验活动无关的活动。保持实验室整洁卫生,不必要的物品不要带进实验室。

(3)实验人员根据分组和分工,密切配合,团结协作,进行实验讨论并确定实验路径。实验时,按实验步骤精心操作,不能随意变更。仔细观察实验中出现的现象,客观准确地记录实验结果和实验条件,不可单凭记忆,以免发生错误或遗漏。

(4)联系有关理论对实验结果和现象进行思考,分析结果的发生机制和意义。如出现非预期结果,应分析其原因。

(5)实验人员必须先熟悉仪器使用要点后才能使用。发现仪器损坏或失灵,应及时报告指导教师修理或更换。违章操作致使仪器损坏者,按学校有关规定赔偿。实验设备、器材、药品、试剂、实验动物等不得擅自带离实验室。

(6)爱护实验动物,操作动物要轻柔,符合规范。爱护公物,节约试剂与药品。公用器材和试剂用毕后及时放回原处。注意安全,防止触电、动物抓咬伤等意外发生。

三、实 验 课 后

(1)整理实验仪器和用具,关闭电源开关。将本组实验台、实验器材收拾干净,摆放整齐,认真清点,交回实验准备室。对损坏或短少的仪器设备,应报告指导老师,按学校有关管理规定进行赔偿。

(2)按规定妥善处理实验后动物尸体和标本,将动物尸体及污物投放指定处,不得随地丢弃。实验室卫生由各实验组轮流打扫,保持整洁,离开时关闭水、电、气,关好门窗。

(3)整理实验记录和结果,进行分析讨论。认真撰写实验报告,客观填写和叙述实验结果与分析,按时上交实验报告供指导教师评阅。

第四节　实验分组和人员分工

在实验过程中,各实验组人员作为一个统一整体,必须明确分工,除各自完成任务外,还必须做到术中密切配合,发挥整体的力量,共同完成实验任务。

实验小组人员参照外科手术人员配置,进行手术场景"角色"扮演。可设置手术者(主刀)、第一助手、第二助手、器械师、麻醉师、巡回士等角色(人员不足时部分角色可以兼任)。实验人员在不同实验项目中实行轮换分工。小组人员在实验前必须掌握实验原理、实验准备情况,决定实验方案。各角色的基本分工如下:

1. 手术者(主刀)　对所进行的实验全面负责。一般站在动物的右侧(腹部手术)或操作方便的位置,负责切开、分离、止血、结扎、缝合等项操作。实验完毕后书写手术记录。在手术过程中如遇到疑问或困难时,应征询教师和其余参加实验人员的意见,共同解决问题。

2. 第一助手　负责取、送动物和动物手术区域皮肤的处理。手术时站在手术者的对面,负责显露手术野、止血、擦血、打结等,全力协助手术者完成手术。手术完毕后负责处理动物。如遇特殊情况,手术者因故离开,应负责完成手术。

3. 第二助手　根据手术的需要,可以站在手术者或第一助手的左侧。负责传递器械、剪线、拉钩和保持手术野清洁整齐等工作。

4. 器械师　站在手术者右侧,在手术开始之前,清点和安排好手术器械。在手术过程中负责供给和清理所有的器械和敷料,手术者缝合时,将针穿好线并正确地夹持在持针钳上递给手术者。此外,在手术结束前,认真详细地核对器械和敷料的数目。

5. 麻醉师　负责实施麻醉,操作生物信号采集处理系统,做好观察记录工作。观察和管理手术过程中动物的生命活动,如呼吸或循环的改变,如有变化应立即通知手术者并设法急救。

6. 巡回士　负责准备和供应工作。摆动物体位并绑缚动物,管理手术器械,准备手套,随时供应手术中需要添加的物品。清点、记录和核对手术器械、缝针和纱布等。

在实验过程中,参加手术人员要认真工作,应有高度责任心,不可草率从事,应视动物手术如同临床手术。但分工也不能机械教条,而应该相互尊重、相互帮助、精诚合作、默契配合,高质量地完成实验,提高每个同学观察、分析和解决问题的能力。

第五节　实验结果的观察、记录与实验报告写作要求

一、观察指标的选择

医学机能实验是对人体或动物的生理功能以及致病因子、药物引起的机能变化进行实验观察,探讨各种生理机能活动及其异常变化的规律和机制,药物的治疗作用及其作用机制。因此,实验观察指标的选择应符合几个基本条件:

1. 特异性　指标应能够特异地反映某一特定现象,而不易与其他现象相混淆。例如:可采用动脉血压、心率、心输出量等为指标,观察心血管活动及某些因素对心血管活动的影响;采用呼吸运动或膈神经放电为指标,观察呼吸中枢的节律性活动及某些因素对呼吸运动的影响;采用尿量为指标,观察某些因素对尿生成的影响等。

2. **客观性**　指标应能够客观地反映被观察动物某种机能的变化及其变化程度,从而消除主观因素或模棱两可因素对实验结果判断的影响。尽可能选用具体数字或图形表达的客观指标,最好选用经过仪器测量而获得的指标。前述列举的几个指标均属于可测量指标,其变化数据可通过仪器测量而获得。利用可测量指标获得数据,可以通过统计学处理来判断观察指标变化是否显著,实验结果是否有统计学意义。

3. **灵敏性**　观察指标必须灵敏地反映实验对象的某种机能活动及其变化过程。灵敏度高的指标可使微小的实验效应显示出来,这与测定方法或仪器的灵敏度有关。

4. **认可性**　经典的实验指标必须有参考文献为依据。而新创立的指标,则必须经过实验鉴定方可使用。

有些实验结果难以用仪器定量测量,但能够客观、具体、准确地描述或用摄像、照相等方法进行记录,如大脑皮层机能定位、动物一侧迷路破坏的效应等实验结果。有些实验结果,如微循环的观察,可以用动态图像分析系统实时记录并分析某些指标数据的变化。

二、实验资料的收集与整理

在实验过程中,要采用科学严密的实验观察方法,准确、客观、全面地收集实验资料,努力养成认真准备、认真观察、及时记录、积极思考、大胆质疑的科学作风和良好习惯。应详细进行收集和记录的实验资料包括:①实验人员;②实验的名称;③实验动物一般情况;④实验药物与试剂情况;⑤实验仪器设备情况;⑥实验环境因素;⑦实验步骤、实验方法和实验进程的详细记录;⑧实验过程中各项观察指标(实验数据)的详细记录;⑨实验的结果与分析。

实验结果是指实验对象经过实验过程后所出现的各种现象。实验中得到的结果数据,一般称为原始资料。原始资料包括各种描记曲线、计量资料(以数值大小来表示某种事物的变化程度的资料,如血压值、心率、呼吸频率、体温数值、尿量、生化测定数据、血气测定结果等)、计数资料(通过清点数目得到的资料,如阳性反应或阴性反应数、动物死亡或存活数、白细胞分类计数等)、心电图、脑电图、肌电图和某些现象的照片或文字描述记录等。

实验结束后,应对原始记录进行及时的整理和分析。实验结果如果以曲线、图形等记录在实验仪器上的,可通过打印机打印出来,附在实验报告上。取得一定数量标本的原始资料(实验数据)经过统计学处理后,可获得对实验结果某些规律性进行评价的数值,有些数值如率、平均数、标准差、相关系数等,称为统计学指标。经过统计学处理的结果数据可用表格或统计图形式表示。用表或图表达实验结果时,均应有表题和图题,并在图中标注说明,必要时添加"表注"或"图注"。

三、实验报告的书写要求

1. **实验报告的含义及其重要性**　实验报告是将实验的目的、方法、结果等内容如实地记录下来,经过整理而写出的书面报告,是完成一项实验后的全面总结,可使学生对实验过程中获得的理论知识和操作技能进行全面总结,将感性认识提高到理性认识。书写实验报告的过程是用所学的机能学基本理论对实验结果进行分析综合,经过逻辑思维上升为理论的过程,也是锻炼学生科学思维,独立分析和解决问题,准确地进行科学表达的过程。因此,实验报告的书写能使学生在专业知识、自学能力、思维能力、研究能力、表达能力和科学态度等方面都得到培养训练和提高。

实验报告的质量可以体现出实验者的实际工作能力。一份好的实验报告应记述明确的实验目的、可靠的实验方法、取得的结果和对实验结果进行分析、综合得出的正确结论。同时,还应指出尚未解决的问题和实验尚需注意的事项。

2. 实验报告的书写格式　实验报告要求结构完整、文字简练、条理清楚,并注意科学性和逻辑性,有固定的格式。其格式内容包括:①姓名、班级、组别、日期、同组者;②实验名称;③实验目的和原理;④实验对象;⑤实验器材与药品;⑥实验方法与步骤;⑦实验结果;⑧讨论与结论等;

3. 实验报告的主要内容

(1) 实验名称:即实验报告的题目。力求具体、确切、简练概括实验内容。

(2) 实验目的和原理:实验目的是说明通过实验要学习和掌握的相关理论,应掌握的实验方法和技术,所要达到的预期结果等。实验原理是指所设计的实验方案的可行性理论依据。根据不同的实验,可文字叙述,也可用计算公式、化学反应式等方式表达。可用简短的文字书写目的和原理。

(3) 实验对象、器材及实验步骤:是指实验所使用的对象、器材、方法和实验操作程序等。实验对象、器材和药品包括各种仪器设备名称;药品或试剂名称;动物名称、种系、品系与动物特征(如性别、年龄、身长、体重、健康状况等)。实验方法包括观察指标、手术(标本制备)过程、记录手段和方法,以及实验所使用装置、实验条件等。

书写时,要按实验时实际操作和具体情况,真实而详细地记录,以反映实验进行的实际过程,并使他人能清楚了解实验过程。其表达形式可采用文字按序号描述,可列表格,也可绘制箭头图或流程图等来表述。要求完整、客观、具体、简练、清楚地表达。

(4) 实验结果:是指实验对象经过实验过程后得到的结果,是实验结论的依据,也是整个实验报告最重要的部分。其内容包括:①实验过程中所观察到的各种现象,包括记录的定性或定量结果,动态变化过程和最终结果;②实验所测得的原始数据、图像,包括实验数据的计算过程、公式和单位;统计学处理的结果,要说明其处理过程和结果。实验结果的显示可采用波形法、表格法、简图法、描述法等多种方法和形式。

(5) 讨论与结论:讨论是根据实验所观察的现象与结果,联系理论知识,对实验结果进行分析和解释。讨论的内容主要包括:阐明由实验结果说明有关的理论和概念;指出实验结果或结论的意义;分析实验中的失误、误差或总结实验成功的经验和体会;指出需要进一步探讨的问题,对实验的改进意见或建议等。结论是本实验所发现或所能证明的问题,要求证据充分,简单明了。

第六节　医学科学研究的基本过程和原则

一、科学研究的概念和特征

科学研究(简称科研)是指在科学技术各领域中,与科技知识的产生、发展、传播和应用密切相关的全部有计划的活动(联合国教科文组织提出的概念)。主要包括研究与试验性发展(R & D)、科技教育与培训(STET)和科技服务(STS)。通常所说的科研主要是指研究与试验性发展(R & D)。科研是探索人类未知领域的活动,它具有以下基本特征:①探索性和创新性:这是科研最重要、最本质的特征,也是科研的核心和灵魂。②继承性和积累性:现代科研工作一般是在他人研究工作的基础上进行,具有继承性和积累性。③在个体性基础上的集体性:既强调个人的创造性,更强调科研团队的合作。

医学科学研究是人们探索人类生命及疾病现象的本质和规律,增进健康,防治疾病,促进身心康复,提高人口素质,改造生存环境的科研活动。由于医学科研最终服务于人类,研究对象是人(最复杂的生命体),因此医学科研除具备前述科研的基本特征外,还具有研究目的的直接性、研究对象的特殊性和研究工作的复杂性等特征。

二、科学研究的基本过程

科学研究大致可分为六个相互联系的过程或环节,包括科研选题、科研设计、组织实施、整理资料、分析资料和撰写报告(或论文)。由于科研设计(部分内容)、组织实施、整理资料、分析资料和撰写报告(或论文)将在本教材第十四章《设计创新性实验》部分介绍,因此,这里主要介绍科研选题与科研设计的原则。

(一) 科研选题

1. 选题的概念与基本环节　科研选题就是提出和选择要研究的课题,确立研究工作所要认识的或要解决的科学问题。实际上,选题的过程是积极的创造性思维过程,是科学假设形成的过程。

科研选题有三个基本环节。①发现问题、提出问题:需要搜集大量的实践和文献资料,这是搜集感性材料的过程;②分析文献、深化认识:即对这些感性材料资料进行系统的整理和分析研究;③形成假说、确立选题:找出所要探索的科学问题和关键所在,建立科学假说,这是由感性材料升华为理论假说的过程,也是选题最重要的创造性过程。

2. 选题的来源与文献复习　选题可来源于既往研究工作的扩展、基于已发表文献提出的问题、上级部门下达的任务或者基于直觉产生的问题(灵感)等。无论何种选题,都要进行文献复习,因为选题的设想(科学假设)是初步的或是概念性的,需要更多的支持依据;通过文献复习了解别人是否有相似的研究,避免重复劳动;探索可以借鉴的研究思路、研究方法和研究内容,进一步理清研究思路。

文献资料通常可分为四类:①原始文献(一次文献):来源于各种医学杂志,学报及学术会议论文等。②文献索引(二次文献):将分散的文献加工、整理、编排,形成具有系统性的文献目录(检索工具)。③概述文献(三次文献):综述、专著、进展、指南、手册等,是对原始文献的系统整理。④书目索引(四次文献):由磁带、磁盘记录的书目、刊物索引,由计算机进行检索。现代网络技术的发展为搜集和阅读文献资料提供了巨大的便利,已成为科技人员不可缺少的文献复习工具和方式。

3. 选题的原则与注意事项　医学科研选题应遵循的基本原则有:①需要性原则:就是在实际工作中发现对诊疗疾病和人民健康有影响的问题,体现了科学研究的目的性。②创造性原则:选题要使人类增加新知识或知识扩展新应用。③科学性原则:选题要做到立论科学、依据充分、内容合理、攻关点恰当。④可行性原则:选择的课题要具备实施的主观条件(技术力量)和客观条件。⑤效能性原则:以较小的投入,获得最大效益。

在选题时应注意,选题不宜过大,要充分考虑研究的期限;考虑研究结果资料要具有可得性(可行性);最好选择自己有浓厚兴趣的课题;初学者(学生)最好在专家(指导教师)的研究范围内选题、尽可能选择容易出成果的课题。

(二) 科研设计

1. 科研设计的概念与内容　科研设计是完成研究课题的科学的实施方案和工作计划（即把立题意向编写成具体、科学的实施方案）。科研设计的内容主要包括专业设计（处理因素、观察指标、实验方法）、统计设计（样本含量、误差控制、对照与分组、统计处理）和组织工作计划（人员分工、时间进度、可行性分析等）。

2. 科研设计的基本原则

(1) 伦理学原则（医德）：遵循实验动物伦理原则和赫尔辛基宣言Ⅱ（1964 年芬兰世界医学大会通过，1975 年日本世界医学大会修改），科研不得损害病人身体健康和利益，按照动物实验伦理基本要求的"3R"原则，尊重和保护动物福利。

(2) 对比性原则：要设立良好对照，以抵消非实验因素的干扰和影响，得出正确的判断。

(3) 均衡性原则：坚持实验动物、实验方法等方面的标准化原则，以便使获得的结果资料具有可比性。

(4) 重复性原则：排除偶然因素和个体差异，获得可靠的实验数据。

3. 科研设计的基本要求　科研设计应包括研究课题名称、研究背景（国内外研究现状、立题依据）、研究目的和内容、研究方法、研究进度（时间安排）、研究条件、预期成果、质量控制方法、参考文献等部分。

一个好的科研设计要清楚地回答以下四个问题：该研究要做什么？（明确研究目的和内容）、为什么要做？（阐明研究的立论依据和科学意义）、如何去做？（清晰表明研究方案、研究方法、技术路线和质量控制方法等）、以前做过什么？（研究基础、技术力量和研究条件等）。

第七节　动物福利与动物实验伦理

动物实验在整个生物、医学发展历程中具有举足轻重的作用。由 16 世纪初开始，动物实验成为医学研究者进行生理学、病理生理学和药理学等基础医学实验研究的一种重要工具和手段。动物模型广泛用于研究各种疾病的原因和治疗，很多商品及药品都利用动物做安全实验，动物也是包括心理学研究在内的各种科学研究的实验研究对象。可以说，现代生物医学的每一次重大发展与进步，几乎都与动物实验息息相关，没有动物的巨大贡献，人类对于生命的理解是绝对不可能达到现在这一程度。然而对实验动物来说却是一个遭受痛苦的过程，实验过程中一些有意和无意的行为都可能让动物受到巨大的痛苦。医学研究和实验教学的目的不是让动物如此痛苦，相反，要尽可能地减少它们的痛苦，让它们在平静中完成自己的使命。对医学生而言，尊重动物福利、遵循实验伦理原则，也是敬畏生命、关爱病人等职业素质养成的重要途径和手段。

一、实验动物福利与立法保障

动物福利的概念最早由国外学者 Fraser 提出，并受到了广泛的推崇。动物福利是指人类采取各种措施避免对动物造成不必要的伤害，防止虐待动物，使动物在健康舒适的状态下生存。动物福利的主要内容包括五大自由，即不受饥渴的自由（生理福利）、生活舒适的自由（环境福利）、不受痛苦伤害和疾病折磨的自由（卫生福利）、表达天性的自由（行为福利）、无恐惧和悲伤的自由（心理福利）。

目前，实验动物福利问题已引起世界各国和国际组织的重视和关注。欧盟、加拿大、美国、澳大利亚等国家和地区不仅建立了比较完善的动物福利法律体系，而且执法严格。现在凡涉及动物实验的科研论文若要在国际刊物上发表，必须出示由"动物伦理委员会"提供的证明，证明该实验研究符合动物福利准则。我国实行的《实验动物管理条例》、《实验动物质量管理办法》、《实验动物许可证管理办法（试行）》等法规都不同程度地提倡动物福利与伦理。

二、动物实验伦理与基本要求

为了解决生命伦理学与动物实验的冲突，1959 年，英国动物学家 Russell 和微生物学家 Burch 最早系统地提出了动物实验替代方法，即减少应用、优化方法、建立并采取取代方法，概括为 3R 原则（Reduction、Refinement、Replacement）。这是各国法律法规对实验动物福利规定的基本原则。

根据各国动物福利法的基本原则，结合国内动物福利的现状，在进行动物实验时应遵守以下要求：①实验在设计时要遵循 3R 原则，优化实验方案，减少实验动物的数量。②不进行没有必要的动物实验，任何动物实验都要有正当的理由和有价值的目的。③善待实验动物，不随意使动物痛苦，尽量减少刺激强度和缩短实验时间。④实验过程中应给予动物镇静、麻醉剂，以减轻和消除动物的痛苦，发现不能缓解时，要迅速采用人道主义可接受的"安乐死"。⑤对于可能引起动物痛苦和危害的实验操作，应小心进行，不得粗暴。⑥凡需对动物进行禁食和禁水试验的研究，只能在短时间内进行，不得危害动物的健康。⑦对清醒的动物应进行一定的安抚，以减轻它们的恐惧和不良反应。⑧实验外科手术中应积极落实实验动物的急救措施，对术后或需淘汰的实验动物实施"安乐死"。

医学院校应该加强对各类相关人员的培训。实验室的基层员工、实验教师和参与试验的医学生都必须进行动物福利的相关培训，使他们在实验动物运输、饲养、管理和动物实验及实验后照料处理过程中尊重动物福利，遵循动物实验伦理学原则和要求，以科学、认真、人道的态度来进行动物实验。

（王玉良）

第二章　动物实验基本知识与常用技术

第一节　实验动物的基本知识

一、常用实验动物

实验动物是指供生物医学实验而科学育种、繁殖和饲养的动物。随着医学生物科学突飞猛进的发展,许多科学研究(包括人类疾病动物模型开发等),最终必然要通过动物实验来阐明解决。从事实验动物工作的人员应当使用正确的实验方法,善待实验动物,维护实验动物福利,减轻实验动物痛苦。对不使用的实验动物活体,应当采取尽量减轻痛苦的方式进行妥善处理。动物实验设计和实验活动应当遵循替代(Replacement)、减少(Reduction)和优化(Refinement)的原则。现将医学机能实验教学常用实验动物的特点、用途简介如下:

1. 青蛙或蟾蜍　青蛙(frog)和蟾蜍(toad)是医学实验常用动物之一。属两栖纲,无尾目,因蛙类的心脏在离体情况下仍可较长时间保持有节律的搏动,所以常用于研究心脏的生理功能,致病因素对心脏的直接作用及药物对心脏功能的影响等。蛙类的坐骨神经-腓肠肌标本可用来观察外周神经功能、各种刺激或药物对神经肌肉或神经肌肉接头的作用。舌与肠系膜也是观察炎症和微循环变化的良好标本。

2. 小鼠　小鼠(mouse)来源于野生小家鼠,属于哺乳纲、啮齿目、鼠科、鼠属、小家鼠种。小鼠基因约1/6与人类基因同源,相同基因达99%。17世纪开始用于比较医学研究。目前有500多个远交群和近交系,是当今世界上研究最详尽的哺乳类实验动物,应用最为广泛。小鼠是实验机能学中常用的实验动物,能复制出各种疾病模型,如缺氧、心室纤颤、各种感染,各种肿瘤的实验治疗、半数致死量的测定等。由于小鼠价格低廉、繁殖方便、饲养消耗少、条件容易控制,因而适合用于需要大量动物的实验以满足统计学要求,如各类药物的初筛、效价比较、半数有效量或半数致死量测定等。还可用于核医学、移植免疫学、细胞动力学及单克隆抗体的研究等。小鼠喜居光线暗淡的环境,昼伏夜动,喜群居;雄性好斗,群居优势明显;对外界环境反应敏感。

3. 大鼠　大鼠(rat)起源于亚洲,属于哺乳纲,啮齿目,鼠科,大鼠属,褐家鼠变种。18世纪中期应用于科学实验。目前广泛应用于生物医学研究的各个领域。大鼠是杂食动物,昼伏夜动,对新环境适应力强,对空气条件、环境湿度、营养素缺乏敏感。大鼠与小鼠相似,能用于复制许多疾病模型,如缺氧、心肌梗死、休克、弥散性血管内凝血(DIC)、肝炎、肾性高血压、高脂血症、各种肿瘤模型复制等。由于它具有对炎症反应灵敏,垂体-肾上腺系统功能发达,心血管反应敏锐等特点,常用于炎症、水肿、神经内分泌、心血管等实验研究,还可用于营养代谢、药物、消化系统、心血管系统和中医中药等领域的研究。

4. 豚鼠　豚鼠(guinea pig)属哺乳纲,啮齿目、豚鼠科、豚鼠属,亦称荷兰猪、天竺鼠等。原产于南美洲,16世纪引入欧洲,当做观赏动物。17世纪末用于动物实验。豚鼠性情温顺,因其对组胺特别敏感而且易被抗原性物质所致敏,常用来观察平喘药、抗组胺药物的研究以及抗过敏药物的筛选和过敏性休克实验研究。因它对结核杆菌极为敏感,故也用于抗结核药物的治疗研究。又因其耳蜗对声波变化敏感,常用于听力实验观察。此外,也常用于离体心脏实验和钾代谢障碍、酸碱平衡紊乱的研究。

5. 家兔 家兔(rabbit)属哺乳纲、兔形目、兔科穴兔属、穴兔种,有 50 个以上的品种,是由原产于地中海地区的野生穴兔经驯养选育而成。家兔性情温顺,便于灌胃、静脉注射和取血等实验操作,可用于直接记录呼吸、血压、心电、体温、尿生成等实验研究,是实验机能学中最常用的动物,也可用于复制各种疾病的模型,如心率失常、心功能不全、动脉粥样硬化、电解质紊乱、失血性休克、肝性脑病、DIC、肺水肿、肾小球肾炎、急性肾衰竭等。由于其对体温变化敏感,适宜于研究发热、解热药和检查致热源等实验研究。

6. 猫 猫(cat)属哺乳纲、食肉目、猫科、猫属。猫的血压比较稳定,心血管系统功能较兔为好,常用于观察血压反应。猫对骨骼肌松弛药的反应性与人近似,为研究神经骨骼肌接头阻断药物的常用动物,也是镇咳实验的常用动物。

7. 犬 犬(dog)属哺乳纲,食肉目,犬科,嗅、视、听觉灵敏,对外界环境适应力强。其血液循环、神经和消化系统都比较发达,与人类较接近。血管口径较粗,创伤耐受性较大,故常用于描记体循环动脉压、肺小动脉楔压、中心静脉压等各种静脉压实验。适用于各种急、慢性实验,尤其是高血压、神经官能症等慢性实验,是最常用的大动物。

(金成文)

二、常用实验动物的生理解剖特点

常用动物的性别鉴定指标和临床生理指标见表 1-2-1 和表 1-2-2。

表 1-2-1 常用实验动物性别鉴定

动物	雄性	雌性
蟾蜍(青蛙)	用手捏住蟾蜍腰部将其提起时,前肢作环抱状并鸣叫,前肢拇指与示指间趾蹼上有棕黑色小突起(婚痣)	前肢呈伸直状,不鸣叫,无婚痣
家兔	左手抓住家兔颈部皮肤,右手拉住尾巴,将尾巴夹在中指与无名指之间,用拇指及食指将生殖器皮毛扒开,可见阴茎露出	生殖器部呈椭圆形间隙,有阴道
小鼠和大鼠	生殖器与肛门的距离较远,用手指轻捏外生殖器,可见阴茎凸出;天热时可见下垂的阴囊	外生殖器与肛门距离较近,乳头明显
豚鼠	无尾,一手抓住颈部,另一手扒开靠生殖器的突起,可见阴茎露出	呈三角形间隙

表 1-2-2 常用实验动物临床生理正常指标

动物种类	体温/℃	呼吸频率/(次/min)	脉搏/(次/min)	血压/mmHg	红细胞数/百万个	血红蛋白/(g/100ml)	血细胞容积/%
小鼠	38.0 (37.7~38.7)	128.6 (118~139)	485 (422~549)	113/81	9.3 (92~118)	12~16	54.6
大鼠	38.2 (37.8~38.7)	85.5	332 (324~341)	129/91	8.9 (7.2~9.6)	15.6	50

续表

动物种类	体温/℃	呼吸频率/（次/min）	脉搏/（次/min）	血压/mmHg	红细胞数/百万个	血红蛋白/（g/100ml）	血细胞容积/%
豚鼠	38.5 (38.2~38.9)	92.7 (66~120)	287 (297~350)	77/47	5.6 (4.5~7.0)	11~15	33~44
家兔	39.0 (38.5~39.5)	51 (38~64)	205 (123~304)	110/80	5.7 (4.5~7.0)	110.4~15.6	33~44
犬	38.5 (37.5~39.0)	10~30	70~120	149/100	6.3 (6.0~9.5)	8~13.8	40.8
猫	39.0 (38.0~39.5)	20~30	120~140	120/75	8.0 (6.5~9.5)	8~13.8	40.8

三、常用实验动物种类及选择

按照国家《实验动物管理条例》，将实验动物分为四级：一级，普通动物；二级，清洁动物；三级，无特定病原体动物；四级，无菌动物。根据实验目的和要求的不同，选用不同级别的实验动物。

实验动物应选择进化程度与人类相近，在遗传和净化控制下与实验所需相匹配的，生理解剖特点符合实验要求，实验结果可以推论到人的实验动物。动物实验不宜采用处于特殊生理状态（如妊娠、哺乳等）的动物。动物的健康状况直接影响实验结果，应选择健康动物用于实验研究。急性实验可选用微生物控制级别较低但无疾病的实验动物，慢性试验应选用级别较高的实验动物。在实验研究中如无特殊要求，一般宜采用雌雄各半，以避免由性别差异造成的误差。

在选择动物时，同批实验的动物年龄尽可能一致，体重应大致相近。一般选择成年动物：小鼠18~22g，大鼠180~220g，豚鼠350~650g，家兔2~3kg。慢性实验应选用未成年实验动物：小鼠15~18g，大鼠80~100g，豚鼠150~180g，家兔1.5~1.8kg。

实验动物的种属不同，对于同一刺激物或致病因素的反应也不相同。例如，动物对致敏物质的反应程度的强弱大致为：豚鼠>家兔>狗>小鼠>猫>蛙；吗啡对大鼠、兔、狗的作用是抑制性的，对小鼠、猫的作用是兴奋性的，等等。因此，实验机能学教学采用何种动物，是决定实验研究成功与否的关键因素之一。

（王玉良）

第二节 实验动物的编号、捕捉与固定

一、实验动物的编号

为分组和辨别的需要常事先给实验动物编号。常用的编号方法有：

（1）染色编号：使用有色化学药品在动物明显体位被毛上进行涂染，并用不同染色来区分各组动物，是实验室最常用、最容易掌握的方法。涂染时应根据实验动物被毛染色的不

同,选择不同化学药品。

（2）被毛编号:在实验动物背部的被毛上剪毛,用做辨别标记,此法清楚、可靠,常用于大动物实验编号。

（3）笼子编号:这是一种替代方法,不在动物身上做标记,而是把笼号作为个体标记编号。

二、实验动物的捕捉与固定

1. 蟾蜍(蛙)捉持　通常用左手捉蟾蜍(蛙),用食指和中指夹住左前肢,用拇指压住右前肢,用无名指和小指夹住两下肢并拉紧(图 1-2-1)。一般实验需将蟾蜍破坏脊髓和脑后方可进行固定,捣毁脑和脊髓时,以左手中指和无名指夹住左前肢,用右手将下肢拉直,以小指屈曲夹住下肢,拇指向前推脊柱,食指向下压鼻部,使其头部与脊柱呈 60°角,暴露枕骨大孔,右手将探针经枕骨大孔刺入颅腔,左右摆动探针,捣毁脑组织。然后退回探针,再刺入锥管破坏脊髓。此时动物四肢张力全无,然后用蛙钉将四肢固定在蛙板上。

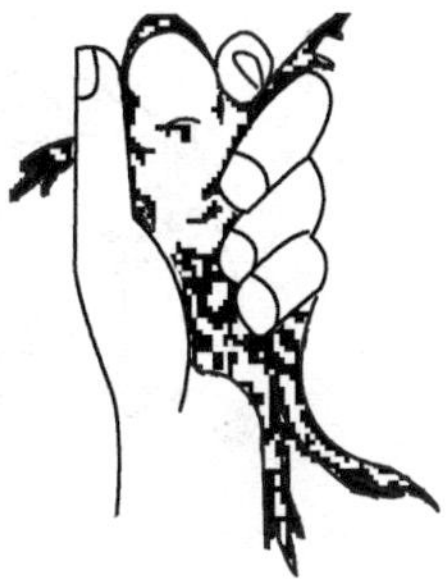

图 1-2-1　蟾蜍捉拿法

2. 小鼠捉持　用右手抓住鼠尾提起,置于较粗糙的鼠笼或实验台上,在其向前爬行时轻轻向后拉鼠尾,用左手拇指和食指抓住小鼠两耳及头颈部皮肤,将其置于左手心中,用无名指小指和手掌尺侧夹持其尾根部即可(图 1-2-2)。尾静脉取血及注射时,可将小鼠固定于小鼠固定器上,麻醉后可仰卧位将四肢固定在小鼠手术台上,注意保持呼吸道通畅。

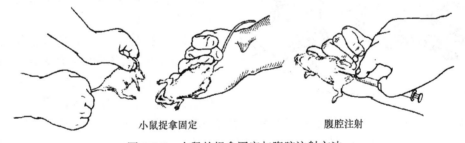

小鼠捉拿固定　　　　　腹腔注射

图 1-2-2　小鼠的捉拿固定与腹腔注射方法

3. 大鼠捉持　捉拿方法基本同小鼠。从鼠笼里捉拿时最好戴手套,右手抓住尾巴,置于粗糙的实验台面或笼盖上,向后拉,以左手食指和中指夹住颈部,拇指在右前肢腋下抓起大鼠。夹其颈部勿用力过大,以免引起窒息(图 1-2-3)。对于体型较大或较凶狠的大鼠,可先用粗布巾裹住鼠身露出口鼻,然后进行操作。

4. 家兔捉持　用右手抓住颈部皮肤(勿捉提兔耳,捉提面积越大,其吃重点越分散),轻提,以左手托住臀部或腹部,使兔的体重落在左手掌心上(图 1-2-4)。做家兔耳缘静脉注射或取血时,可用兔盒固定。

需手术操作时,先将家兔麻醉,然后仰卧位放置兔手术台上,用兔头固定夹将头部固定在手术台前方立柱上,或用粗棉绳,勾住兔牙并拉紧固定于立柱上,然后将四肢系好固定带,前肢交叉,固定四肢(图 1-2-5)。

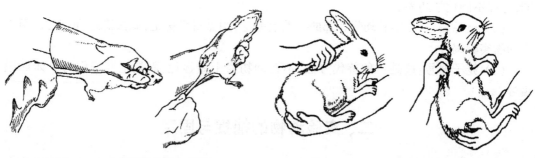

图 1-2-3　大鼠的捉拿固定方法　　　　　　　图 1-2-4　家兔的捉拿方法

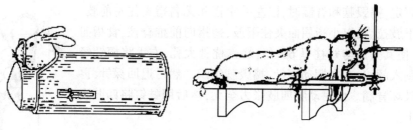

图 1-2-5　家兔固定法

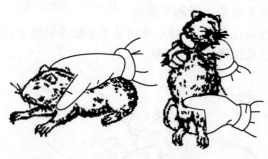

图 1-2-6　豚鼠捉拿法

5. 豚鼠捉持　先用右手掌迅速、轻轻地扣住豚鼠背部，抓住其肩胛上方，以拇指和食指环握颈部，对于体型较大的豚鼠，可用另一手托住其臀部。豚鼠的固定方法同大鼠(图 1-2-6)。

6. 犬捉持　用特制的长柄钳夹住其颈部，套上犬链，用固定带将其嘴巴捆绑结实，在上颌处打一结，再绕回下颌打一结，然后再将固定带引致后颈项部打第三个结，以防固定带脱落。如实验需麻醉时，可先静脉麻醉后，再取下犬链，解绑，将其放置于狗解剖台上，根据实验要求可采取仰卧位或俯卧位固定。仰卧便于进行颈、胸、腹、股等部位的实验，俯卧位便于进行头颅部位实验。

(金成文)

第三节　实验动物的麻醉与采血方法

一、实验动物的麻醉方法

(一) 麻醉药物的选择

实验动物的麻醉是实验中的重要环节。良好的麻醉，可保证手术的成功和整个实验的顺利进行。麻醉方法有局部麻醉和全身麻醉两大类。全身麻醉又分为吸入麻醉和注射麻醉两种,其中以注射麻醉较为常用。可根据实验动物、实验目的、手术经过等因素而选择不同麻醉药物。对急性实验麻醉药物的选择标准主要是麻醉平稳,对呼吸抑制作用小,对实验结果没有明显影响的药物。

注射麻醉常以巴比妥和氨基甲酸乙酯应用较多。此外还常用氯醛糖和氯醛糖氨基甲酸乙酯合剂。注射麻醉多采用静脉注射和腹腔注射给药。腹腔注射麻醉虽简便易行,但麻醉作用发生慢而兴奋现象明显,麻醉程度也不易控制。静脉注射麻醉作用发生快,而且没有明显的兴奋期,麻醉立刻生效,但容易发生麻醉过深。因此静脉麻醉操作时,前1/3麻醉药量的注射速度可稍快,后2/3量的速度一定要慢,边注射边观察动物状态,如:呼吸深浅、角膜反射、疼痛反应等状态变化,以判断麻醉的深浅。常用麻醉药物的用法及剂量见表1-2-3。

表1-2-3　实验常用麻醉药物的作用特点与用药剂量

常用药物/浓度	动物	给药途径	剂量/(mg/kg)	持续时间/h
戊巴比妥钠/3%	犬、兔、猫	静脉或腹腔注射	30	1~2
	豚鼠、大鼠、小鼠	腹腔注射	45	1~2
硫喷妥钠/3%	犬、猫	静脉或腹腔注射	20~30	0.25~0.5
	兔、大鼠	静脉或腹腔注射	30~50	0.25~0.5
氨基甲酸乙酯/25%	犬、猫	静脉或腹腔注射	750~1000	2~4
	豚鼠	腹腔注射	1500	2~4
	大鼠、小鼠	腹腔注射	800~1000	2~4
氯醛糖/2%	犬、猫	静脉或腹腔注射	80~100	3~5

吸入麻醉的用药通常为乙醚(ether),吸附在棉球上放入玻璃罩内,利用其挥发性,经呼吸道进入肺泡,对动物进行麻醉,适用短时间手术过程和实验麻醉的各种动物。局部麻醉常用1%~2%盐酸普鲁卡因溶液,在手术部位做局部浸润麻醉,注射量按所需要的麻醉范围而定。

（二）常用实验动物麻醉方法

1. 注射麻醉

(1) 静脉注射麻醉:家兔一般采用耳缘静脉注射麻醉。首先拔去耳缘静脉注射部位的被毛,用手指弹动或轻揉兔耳,使静脉充盈,左手食指和中指夹住静脉近端,拇指绷紧静脉远端,无名指及小指垫在下面,右手持6号针头从远端刺入,将麻醉药缓慢注入。当观察到瞳孔缩小程度达到原有的1/4、呼吸缓慢而平稳、肌肉松弛、痛觉消失及角膜反射迟钝等反应,表明麻醉药物已经足量。然后拔出针头,压迫针眼片刻即可。

(2) 腹腔注射麻醉:小鼠、大鼠等动物常用腹腔注射麻醉。可选用麻醉药物包括戊巴比妥、水合氯醛等。左手固定动物,使腹部向上,头呈低位使内脏移向上腹。右手将注射器针头于右下腹部刺入皮肤,并以45°角穿过腹肌,缓慢注入药液。小鼠一次可注射0.1~0.2ml/10g体重,大鼠腹腔注射不超过2ml为宜。

2. 吸入麻醉　常用药物有乙醚、氯仿、氟烷等。将较小动物(如小鼠、大鼠、豚鼠等)扣在玻璃罩内或烧杯中,然后把含有定量麻醉药物的棉球或纱布放入杯中,动物因吸入麻醉药物而被麻醉。较大的动物如猫、兔可放入麻醉箱中,通过向箱内注入麻醉药品而将动物麻醉。一般常用乙醚进行麻醉,优点为安全系数大,麻醉深浅易掌握,缺点是对上呼吸道黏膜有较强的刺激作用,使分泌物增加,易发生呼吸道阻塞。必须注意的是,乙醚等吸入麻醉药极易燃烧爆炸,使用场合不可有开放火焰或电火花。

3. 局部麻醉　实行局部麻醉时,先在手术操作的局部皮肤区域,用皮试针头做皮内注射,形成橘皮样皮丘,然后用局部麻醉长针头,由皮丘处进针,放射至四周注射麻醉药,做局部浸润麻醉。可根据实验要求的深度,按皮下、筋膜、肌肉、腹膜或骨膜的顺序,依次注入麻醉药。注意每次注射时回抽针管,以免把药物注入血管内,常用的浸润麻醉药是1%盐酸普鲁卡因。

二、实验动物采血方法

(一) 小鼠和大鼠

1. 尾尖取血　将鼠装入固定盒内,露出尾部,用45~50℃温水浸泡或用二甲苯擦拭鼠尾使血管扩张充血,在取血部位涂上凡士林,用手术刀片切开(斜切)左或右侧静脉,血液即自行流出。取血后用棉球压迫止血或用6%液体火棉胶涂于伤口处。也可采用剪除尾尖法取血(因尾尖部有静脉丛,故不可剪去太多),此法适用于少量血样的采取,如血象检查。

2. 球后静脉丛取血　用一根长约15cm的细玻璃管一端烧制拉成直径为1.0~1.5mm的毛细管,临用前浸入1%的肝素溶液里,取出干燥后待用。取血时左手捏住鼠两耳间的颈背部头皮轻轻向下压迫颈背部两侧,以阻断头部静脉回流而使眼球外突。右手持毛细管,从眼睑与眼球插入,使毛细管与眶壁平行地向喉头方向推进4~5mm,即达到球后静脉丛,血液会自行流入管内。小鼠一次可取血0.2ml,大鼠可取0.5ml,此法可连续取血多次。

3. 眶动静脉取血　将鼠倒持压迫眼球,使其充血后突出,用止血钳迅速摘除眼球后,眼眶内很快有血液流出,将血滴入有加抗凝剂的试管里即可。

4. 心脏取血　左手捏住鼠颈部及背部皮肤或仰卧固定于鼠板上,右手持注射器,在心尖搏动最明显处(左侧胸第3、4肋间)刺入心室,抽出血液。

5. 断头取血　取血时抓住鼠身,用剪刀剪掉头部,立即将鼠颈部向下,并对准已准备好的试管(内放抗凝剂),使血快速滴入试管内。

(二) 家兔和豚鼠

1. 兔耳动脉和耳缘静脉取血　用小血管动脉夹夹住耳根部,在取血部位局部用手轻弹耳壳或涂二甲苯,使血管扩张,后用酒精擦净,再用粗针头刺破入耳缘静脉,拔除针头血即流出取血或用刀片切开也可以,此法方便,且可反复取血。兔耳动脉取血时将注射器,沿兔耳中央动脉末端平行向心方向刺入,即可见动脉血进入针筒,取血后注意止血。另外,也可待中央动脉充血后,用锋利小刀在靠耳尖动脉分支处轻轻切一小口,兔血即由血管破口处流出。

2. 颈外静脉取血　须做颈外静脉分离手术,术后将注射针头由近心端向远心端方向刺入,使针达至颈外静脉分叉处即可取血。

3. 颈动、静脉取血　先做颈动、静脉暴露手术,把其分离出2~3cm,并在其下穿两条线,用一条结扎远心端,(颈静脉结扎近心端)使血管充盈。近心端以小动脉夹夹闭,用眼科剪刀向近心端剪一V形切口,插入动脉插管结扎固定,取血时打开动脉夹即可(动物体内可注射肝素抗凝)。

4. 心脏取血　将动物仰卧固定在手术台上,剪去心前区的毛,用碘酒和 75% 乙醇溶液消毒皮肤,用左手触摸胸骨左缘第 3、4 肋间隙,选心脏跳动最明显处作穿刺点。右手持注射器,将针头插入胸腔,通过针尖感到心脏跳动时,将针头刺入心脏,抽取血液。

狗、兔、大鼠都可采用颈外静脉或颈总动脉取血法。将动物麻醉后固定于手术台上,作颈外静脉或颈总动脉分离手术。采用颈外静脉采血量因不同动物而不同,一般来说,体重 20g 小鼠可取血 0.6ml 左右,体重 300g 的大鼠可取血 8ml 左右,兔一次取血 10ml 以上。狗也可以不必手术,固定动物后,取卧位,剪去颈部被毛,将颈部拉直,左手拇指压住颈静脉入胸部位的皮肤,使静脉怒张,右手持注射针头沿血管向心端刺入取血。此法一次可取较多量的血。颈总动脉取血可采用颈总动脉插管术取血。

(金成文　王玉良)

第四节　实验动物的给药途径与方法

常用给药途径有:自动口服给药、灌胃给药和注射给药,此外还有涂布法给药和吸入法给药等。动物给药的途径和方法可根据实验目的、动物种类和药物剂型而不同。

一、经口给药法

(一) 自动口服给药

将药物放入饲料或溶于饮水中,由动物自动摄入体内。此方法的优点是操作简便,不会因操作失误而导致动物死亡,不足之处是由于动物状态和饮食嗜好的不同及饮水与摄入食物量的不同,不能保证用药的准确性。该方法一般用于长时间给药的药物毒性观察等实验。

(二) 灌胃给药

在实验机能学研究中,一般多为急性实验,经口给药多用灌胃法。此法剂量准确,适用于小鼠、大鼠、豚鼠、兔等动物。但灌胃给药对动物的上消化道会造成一定程度的损伤,需正确掌握灌胃方法。

1. 小鼠灌胃　按前述捉拿法,以左手拿住小鼠,使腹部朝上,右手持灌胃器(2ml 注射器连接由 7 号注射针头尖端磨钝制成)从口角处插入口腔,以灌胃器轻压其头部,使口腔与食道成直线后,沿着上颚徐徐送入食道。若灌胃器插入位置正确,注入药物小鼠可自行吞服,若灌胃器误插入气管,小鼠会有强烈挣扎,须拔出重插,否则药物灌入气管,会造成小鼠立即死亡。一次最大液体量为 1ml(图 1-2-7)。

2. 大鼠灌胃　灌胃操作基本上和小鼠相同,只是灌胃器由 5ml 注射器连接直径为 1.2mm、尖端呈球状的注射针头构成。注意插管过程中大鼠的反应,无强烈挣扎,无明显缺氧等表现方可继续插入,否则应拔出重插。一次注入最大液体

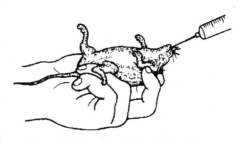

图 1-2-7　小鼠灌胃法

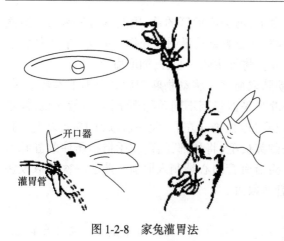

开口器

灌胃管

图1-2-8 家兔灌胃法

量为2ml。

3. 家兔灌胃 需二人合作完成,一人坐位,将兔身体夹再两腿之间,一手抓住双耳,使头部固定,一手抓住两前肢,另一个人将开口器横放于兔口中,压在舌头上面,位置适当后固定开口器,再将灌胃管自开口器中央小孔插入,沿着兔口腔上颚壁送入食道约15cm。为避免误入气管,可将灌胃管的外口端放入水杯中,如不见气泡表示插入胃中,然后注入灌胃药液,并以少量清水冲洗灌胃管。给液量一般为10ml/kg(图1-2-8)。

二、注射给药法

(一) 皮内注射

将动物注射部位的被毛剪去,75%乙醇溶液消毒,用细针头沿皮肤表层插入皮内,然后使针头向上挑起再稍刺入注射即可,当药液注入皮内时,可见皮肤表面隆起的小皮丘。此法用于观察皮肤血管的通透性变化或观察皮内反应。

(二) 皮下注射

一般需两人合作,一人负责固定动物,一人以左手拇指和食指提起皮肤,右手持有细针头的注射器刺入皮下约1.5cm,缓慢注入药液,拔出针头后,用手指轻压注射部位,以防药液漏出。不同实验动物的注射部位有所不同,小鼠通常在背部,大鼠可在背部或后肢体外侧皮下,豚鼠是选用两后肢体内侧、背部、肩部等皮下脂肪较少的部位,犬、猫多在大腿外侧,兔的皮下注射与小鼠相同,注射针头可稍大,给药量稍多。最大给药量0.5ml/只。

(三) 肌内注射

多选择肌肉发达、血管丰富的部位。在动物固定后,将注射部位被毛剪去,用75%乙醇溶液棉球消毒后,将注射器在骨骼肌成60°角一次刺入肌肉。为防止药物进入血管,注药液之前要回抽针栓,如无回血则可缓慢注入。小鼠、大鼠、豚鼠因肌肉较少,故一般不做肌内注射,如需注射时,可将药液注入后腿上部外侧肌肉内,小鼠注射量每只腿不超过0.1ml,大鼠、豚鼠注射量可稍微多。兔、猫、狗可选择两侧臀部肌肉。

(四) 腹腔注射

左手固定动物,使腹部向上,头呈低位使内脏移向上腹。右手将注射器针头于右下腹部刺入皮肤。并以45°角穿过腹肌,在此处保持针尖不动的状态下,回抽针栓,如无回血或尿液,缓慢注入药液。一次可注射0.1~0.2ml/10g体重。若实验动物为兔、狗时,注射部位为腹白线旁开1cm处为宜。

(五) 静脉注射

1. 尾静脉注射 小鼠和大鼠一般采用尾静脉注射。注射时先将动物固定在鼠筒内或扣在烧杯中,使鼠尾露出,尾部用75%乙醇溶液棉球擦拭,使血管扩张,并可使表皮角质软化,以左手拇指和食指捏住鼠尾两侧,使静脉充盈,用中指托尾,无名指和小指夹住尾梢,右手持针使针头与尾静脉平行(小于30°)从尾下1/4处(距尾尖2~3cm)进针。先缓慢注射少量药液,如无阻力,可继续注入完毕。鼠尾静脉有三根,左右两侧及背侧各一根,多采用左右静脉,背侧一根的位置容易移动,不易固定。注射量每次0.1ml/10g(图1-2-9)。

尾静脉注射的要点是:注射前尾静脉尽量充血;要用较细的针头;针头刺入后,一定要使其与血管走向平行;当针头进入顺利无阻时,必须把针头和鼠尾一起固定好,不要晃动,以免出血造成血肿或溶液溢出;注射部位尽量选用尾静脉下1/3处,此处皮肤较薄,较易注入。

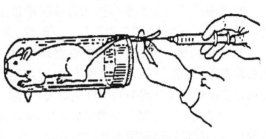

图1-2-9　小鼠尾静脉注射法

2. 耳缘静脉注射　兔一般采用耳缘静脉注射。将兔放入固定盒内,首先拔去耳缘静脉注射部位的被毛,用手指弹动或轻揉兔耳,使静脉充盈,左手食指和中指夹住静脉近端,拇指绷紧静脉远端,无名指及小指垫在下面,右手持注射器从远端刺入血管,并沿血管平行方向深入,放松对耳根处血管的压迫,将药液注入,拔出针头,压迫针眼片刻即可(图1-2-10)。若推动针栓时感觉有阻力或发现静脉处皮肤发白隆起,表示针在皮下,这时应将针头稍稍退回,再往前端刺入,然后再注射药液。

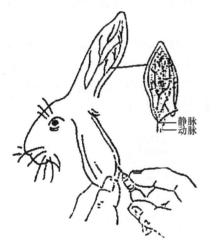

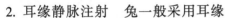
静脉
动脉

图1-2-10　兔耳缘静脉注射方法

3. 前肢静脉注射　狗多采用前肢内侧头静脉注射。将狗固定好,在静脉向心端处用橡皮带绑紧使血管充血,局部消毒后,针向近端刺入静脉。为保证药物确实注入静脉,应回抽针栓,如有回血后,放松橡皮带,缓慢将药物注入。

4. 后肢静脉注射　多采用后肢外侧面小隐静脉注射,小隐静脉在后肢胫部下1/3的外侧浅表皮下,方法与前肢静脉注射相似。用胶皮带绑在狗股部,或用手紧握股部,即可见到此静脉。

（六）淋巴囊注射

青蛙和蟾蜍皮下有数个淋巴囊,注入药物很易吸收。①胸部淋巴囊给药:将针头由口腔底部穿过下颌肌层达胸部皮下淋巴囊内注射。②腹部淋巴囊给药:将针头从大腿上端刺入,经大腿肌层入腹壁肌层,再浅出进入腹壁皮下淋巴囊内即可注射。每只一次注射量为0.25~1ml。

第五节　实验动物的常用手术方法

一、手术基本操作

医学机能学实验常用手术基本操作包括切开、结扎、缝合、打结、分离、切除、插管等。

1. **手术部位剪毛** 将动物固定,用粗剪刀紧贴皮肤依次剪去被毛,剪毛范围应大于切口长度。不可用组织剪或眼科剪。切忌一手提起被毛,另一手剪毛,这样易剪伤皮肤,并且修剪被毛不整。可用一手绷紧皮肤,另一手持剪刀平贴皮肤逆着毛的朝向剪毛。剪下的毛应及时放入盛水的烧杯中湿润,避免飞扬。

2. **皮肤切开** 用左手拇指和另外四指将预定切口两侧的皮肤绷紧,右手持手术刀,以适当的力量,一次全线切开皮肤和皮下组织,直至肌层表面。

3. **术中止血** 止血是术中的重要环节,它直接影响手术部位的显露和操作,故术中止血必须准确、迅速、可靠。微血管渗血,可用温热盐水纱布轻压止血,较大血管出血,需先用止血钳将出血点及其周围的少许组织夹住,然后用丝线结扎。

4. **组织分离** ①锐性分离法:用刀、剪等锐性器械做直接切割。该法用于皮肤、黏膜、各种组织的精细解剖和紧密粘连的分离。②钝性分离法:用刀柄、止血钳、剥离器或手指等分离肌肉、筋膜间隙的疏松结缔组织的方法。

5. **缝合与打结** ①缝合:缝合必须按组织的解剖层次缝合,不留死腔。机能实验常用的缝合方法有结节缝合(单纯间断缝合)、螺旋缝合(单纯连续缝合)和荷包缝合三种。②打结:常用的种类有方结(平结)、外科结和三重结。

二、颈部手术

颈部手术主要包括气管插管、颈总动脉插管、颈外静脉插管和分离颈部神经等。在机能学实验中,家兔为最常用实验动物,现以家兔为例加以介绍。

1. **气管插管** 颈部备皮,沿正中线切开皮肤5~6cm,用止血钳钝性分离皮下组织、肌肉,暴露气管并游离,穿粗棉线备用。在甲状软骨下0.5~1cm处两个软骨环之间横向剪一"⊥"形切口,切口不宜大于气管直径的1/3,将Y字形气管插管由切口向胸腔方向插入并用已穿好的线扎紧固定,并固定于插管的侧管上,防止滑脱(图1-2-11)。

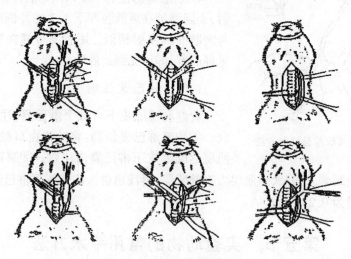

图1-2-11 家兔气管插管术

2. **颈总动脉插管** 将上述切口边缘的皮肤及其下方的肌肉组织向外侧拉开,用手指将皮肤托起,即可见在气管两侧纵行的左、右颈总动脉鞘。在鞘内,颈总动脉与颈迷走神经、减压神经、交感神经伴行。纵向打开颈总动脉鞘,从远心端开始分离颈总动脉,游离3~4cm,在动脉下穿2根丝线,一根结扎远心端,用动脉夹夹住近心端。术者左手小指托住动脉,右手用眼科剪在靠近动脉远心端结扎处剪一斜口,约为管径的一半。将充满肝素溶液的颈总动脉插管由切口向心脏方向插入动脉内,用另一根穿好的丝线结扎固定插管,将剩余线固定在贴有胶布的动脉插管上,以防插管滑脱,并将动脉插管与动脉保持在同一直线上。

3. 颈部神经分离　家兔颈部迷走神经、交感神经和减压神经与搏动的颈总动脉伴行于颈总动脉鞘内。迷走神经最粗,位于颈总动脉外侧,外观最白;交感神经次之,位于颈总动脉的内侧,呈浅灰色;减压神经细如毛发,常与颈交感神经紧贴在一起,见图1-2-12。用玻璃分针纵向打开颈总动脉鞘,先分离减压神经、然后分离交感神经和颈迷走神经,分离长度约2~3cm,并在各神经下穿线备用。分离颈总动脉鞘内血管和神经时应按照"先神经后血管、先细后粗"的原则,要细心,动作轻柔,以免损伤

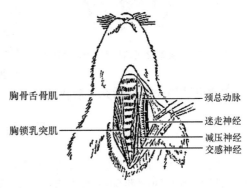

其结构和功能。不能用有齿镊、止血钳进行剥离,也不能用镊子夹持。

图1-2-12　家兔颈部解剖

4. 颈外静脉插管　在分离的颈外静脉远心端用穿好的线结扎,阻断血流;在近心端,用动脉夹夹住静脉,暂时阻断血流。使用眼科剪,在靠近远心端的管壁倾斜45°剪一切口,切口约为管径的一半,不要剪断静脉。将静脉导管向心脏方向插入2cm左右,并用丝线固定,以防导管脱落。

三、腹部手术

家兔腹部手术主要介绍输尿管插管和膀胱插管术。家兔麻醉固定后,耻骨联合上部备皮,在耻骨联合上缘0.5cm处沿正中线向上作0.5cm长的小口,用两止血钳分别夹住切口边缘,用剪刀沿腹白线切开腹壁4~5cm,找到膀胱,轻压腹壁,将其向上翻移至腹外,然后做输尿管插管和膀胱插管。

1. 输尿管插管　用玻璃分针纵向分离双侧输尿管2~3cm,在其下方穿两根丝线备用,将输尿管近膀胱处用丝线结扎,另一线将输尿管轻轻提起,用眼科剪在输尿管表面呈45°角剪开输尿管,用镊子夹住切口的一角,向肾脏方向插入充满生理盐水的插管,并用丝线结扎固定。术毕用温热盐水纱布覆盖切口,以保持腹腔内温度。

2. 膀胱插管　辨认清楚翻出体外的膀胱结构后,选择血管较少部位做一小切口,插入膀胱插管,用粗线结扎固定。注意保持插管与输尿管之间的畅通,避免堵塞。

四、股部手术

股部手术主要是分离股神经、股动静脉及股动静脉插管,以备放血、输血、输液、注射药物等用。

1. 股部血管、神经分离　在大腿根部近腹股沟处可摸到股动脉搏动点,局部剪毛,以搏

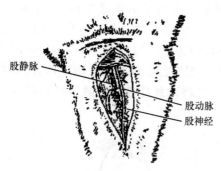

股静脉

股动脉
股神经

图 1-2-13　家兔股三角区神经血管分布

动最明显处为中点沿血管走行方向作长 4~5cm 的切口,股动脉、股静脉、股神经行走于同一鞘内,位置比较表浅,见图 1-2-13。股神经位于外侧,股静脉位于内侧,股动脉位于中间偏后,用玻璃分针沿血管神经行走方向纵向分离,穿线备用。

2. 股动、静脉插管　用玻璃分针将股神经分出,然后分离股动、静脉间的结缔组织,分离出长 2~3cm 股静脉和股动脉,穿线备用。股动、静脉插管与颈总动脉插管方法相同,只是部位的区别,但因静脉于远心端结扎后静脉塌陷呈细线状,较难插入,因此可试用先将静脉充盈后再插管。

五、开　颅　术

将动物麻醉后腹卧位固定于手术台上,剪去头部的毛,从眉间至枕部沿矢状线切开皮肤及骨膜,用刀柄向两侧剥离肌肉并刮去颅顶骨膜。用骨钻钻开颅骨,用小咬骨钳扩大创口,暴露一侧大脑上侧面,注意勿伤硬脑膜及矢状窦,出血时以骨蜡或止血海绵止血。暴露大脑皮层时,需用小镊子夹起硬脑膜,仔细剪去,暴露出大脑皮层,滴上少量温热液状石蜡,以防皮层干燥。术毕放松动物的头及四肢,以便观察躯体运动效应。

六、离体肠管制备

提起家兔后肢将其倒悬,用木槌猛击头部使其昏迷(其他小动物可采取颈部断髓法),立即剖腹。用剪刀取下十二指肠及其邻近上段小肠 20~30cm,用台式液洗净肠段内容物,然后剪取 3~4cm 肠段若干段,将每一肠段两端用手术线结扎,一端系于通气管挂钩上,另一端经张力换能器与实验系统相连接。

七、注意事项

(1) 分离皮下结缔组织、肌肉组织时应顺肌纤维方向做钝性分离。

(2) 术中要及时止血,若出现渗血,可用温热纱布压迫止血,大量出血时应及时找到出血血管进行结扎。

(3) 气管插管前,若气管内有血液或分泌物,要及时清除,以保证呼吸畅通。

(4) 分离血管神经时一定沿其行走方向纵向分离,手法要轻,避免组织损伤。

(陆洪英)

第六节　实验动物的急救、处死方法和尸体处置

一、实验动物的急救措施

当实验动物因麻醉过量、大失血、创伤、窒息等原因,使动物发生动脉血压快速下降、呼

吸停止、角膜反射消失等临床死亡症状时,应立即急救。

1. 注射强心剂　家兔等可静脉注射 0.1% 肾上腺素液 1ml,必要时直接做心内注射。

2. 注射呼吸中枢兴奋剂　静脉注射 25% 尼可刹米液 1ml(2~5mg/kg),或 1% 山梗菜碱液 0.5ml。

3. 快速注射高渗葡萄糖液　可静脉注射 50% 葡萄糖液 2~3ml/kg。

4. 快速输血、输液　可动脉、静脉加压输血或低分子右旋糖酐。

5. 人工呼吸　可采用双手压迫动物胸廓进行人工呼吸,或行气管插管进行动物呼吸机呼吸。

二、实验动物的处死方法

安乐死是使实验动物在没有痛苦感觉的情况下死亡的处置方法。安乐死的方法很多,应根据动物选择适当的方法。

1. 小鼠和大鼠　①脊椎脱臼法:右手抓住鼠尾用力向后拉,同时左手拇指与食指用力向下按住鼠头。将脊髓与脑髓拉断,鼠便立刻死亡,这是小鼠最常用的处死方法。②断头法:用剪刀在鼠颈部将鼠头剪掉,迅速将鼠身倒置放血,由于剪断脑脊髓和大量失血,会很快死亡。③击打法:右手抓住鼠尾,提起,用力摔击其头部,鼠痉挛后立即死亡。或用小木槌用力击打鼠头部也可致死。④急性失血法:可采用鼠眼眶动脉和静脉急性大量失血方法使鼠立即死亡。左手拇指和食指尽量将鼠头部皮肤捏紧,使鼠眼球突出,右手持弯头小镊,在鼠右侧眼球根部将眼球摘去,并将鼠倒置,头向下,此时血液很快从眼眶内流出。

2. 家兔　①空气栓塞法:向动物静脉内注入一定量的空气,使动物发生空气栓塞,形成严重的血液循环障碍而死亡。一般家兔注入 20~40ml 空气,狗注入 80~150ml 空气即可致死。本法优点是处死方法简单、迅速,缺点是由于动物死于急性循环障碍,各脏器淤血十分明显。②急性失血法:先使动物麻醉,暴露股三角区或腹腔,再切断股动脉或腹主动脉,立即喷出血液。用一块湿纱布不断擦去切口周围处的血液和血凝块,同时不断地用自来水冲洗流血,使切口处保持通畅,动物在 3~5min 即可死亡。采用本法动物十分安静,对脏器无损害,但器官贫血比较明显,是目前活杀采集病理标本较好的方法。③打击法:对家兔也可用木槌用力击打其后脑部,损坏延脑,造成死亡。

三、实验动物的处置

为保护环境,防止实验后动物尸体以及实验后产生的废弃物被随意丢弃、抛洒污染环境。根据《中华人民共和国动物防疫法》和国家科技部(原国家科委)《实验动物管理条例》等有关规定,应对实验后动物尸体以及产生的废弃物回收进行无害化处理。

所有实验后动物尸体回收时必须用塑料袋包装,不得有液体物质流出,被药品、生物制剂、病原生物等污染的实验动物尸体与未污染的分开包装,并做好标记。送到指定回收地点。不得随意就地作深埋处置;不得随意抛入江河水域;不得自行处理后出售。所有实验后产生的废弃物也必须包装后送到指定地点。所有回收的实验后动物尸体以及实验后产生的废弃物,用锅炉进行焚烧处理,以防止尸体腐败,造成病原菌大量繁殖,污染环境。

(王玉良　王建英)

第七节　常用试剂、药物剂量的换算和配制

一、常用生理盐溶液的成分及配制

为了维持离体组织或器官标本的正常功能活动需要而配制的各种生理盐溶液,称为生理代用液或生理盐溶液(表 1-2-4)。生理盐溶液的生理特性(电解质、渗透压、酸碱度)与体液(细胞外液)相近似。

1. 电解质　溶液中含有一定比例的不同电解质离子,如 Na^+、Cl^-、Ca^{2+}、Mg^{2+}、H^+、OH^- 等,是维持组织和器官正常功能所必要的。动物组织器官的不同,生理盐溶液中的离子和浓度要求也不同。

2. 渗透压　不同动物对同一种物质的等渗浓度要求不同,如生理盐水浓度,冷血动物应用 0.6% ~ 0.65%,而恒温动物应用 0.9%。

3. 酸碱度　生理盐溶液的酸碱度(pH)一般要求在 7.0 ~ 7.8,否则会影响组织器官的功能。

4. 能量、营养物　一般用葡萄糖提供组织活动所需的能量。

表 1-2-4　常用生理盐溶液的名称及成分

成分及储备液浓度	等张氯化钠液(Saline)	任氏液(Rringer Sol)	拜氏液(Bayliss Sol)	洛氏液(Locke Sol)	台氏液(Tyrode Sol)	豚鼠支气管液(Thoroton Sol)	大鼠子宫液(Dale Sol)	克氏液(Krebs Sol)
NaCl/g	6.0~6.5 * (8.5~9.0)	6.5	6.5	9.2	8.0	5.59	9.0	6.9
10% KCl/ml		2.0	1.4	4.2	2.0	4.6	4.2	3.5
5% CaCl₂		2.0	2.4	2.4	2.0	1.5	0.6	5.6
5% NaHCO₃		4.0	4.0	3.0	20.0	10.4	10	4.2
5% MgCl₂					2.0	0.45		
5% NaH₂PO₄				0.2		2.0		
Glucose/g			2.0	1.0	1.0		0.5	2.0
pH				7.5	8.0			

* 为冷血动物;括号内为温血动物;Sol:solution

生理盐溶液配制的注意事项:

(1) 本表为配制 1000ml 溶液之用量(各家主张不完全相同)。

(2) 配制时在加各种盐的顺序中,$CaCl_2$ 排在最后[必须将 $CaCl_2$ 单独溶解,逐滴加入,充分稀释,否则可能导致 $CaCO_3$、$Ca_3(PO_4)_2$ 沉淀析出]。

(3) 葡萄糖应在临用前加入,以免滋长细菌。

二、常用抗凝剂的配制

常用抗凝剂大致分为三类,一类为化学药品,其作用是消除钙离子的作用,使血液中的

钙离子转变为可溶性的、但不离子化的络合物,如草酸盐、枸橼酸盐和二乙胺四乙酸二钠等。第二类是生物制剂如肝素,其作用是阻止凝血酶的生成从而抗凝血。第三类是离子交换剂,如苯核磺酸(Dowex-50,苯乙烯),是采用物理性方法防止血液凝固。

1. 草酸钾　常用于供检验用血液样品的抗凝。在试管内加10%草酸钾液0.1ml,轻轻敲击振摇,使其分散到管壁四周,置于60℃烘箱内烘干(烘烤温度若超过80℃,可使草酸钾分解成碳酸钾而失去抗凝作用),可阻抗5ml血液凝血。供钾、钙含量测定的血样不能用草酸钾抗凝。

2. 枸橼酸钠　可直接用本品粉末,每毫升血液加3~5mg,或用3.8%的枸橼酸钠溶液1份、血液9份的比例混合,即可使血液不凝固,用于红细胞沉降速率的测定。因其抗凝血作用较弱,而碱性较强,不适用于供化验用的血液样品。做急性血压实验时则用5%~7%的枸橼酸钠浓度。

3. 肝素　肝素作用是阻止凝血酶的生成,作用很强,是常用的全身抗凝血剂。取1%肝素生理盐水溶液0.1ml于试管内,均匀浸湿试管内壁,放入80~100℃烘箱烤干,或用注射器吸取配好的肝素浸湿管壁,直接抽血于注射器内而使5~10ml血液不凝。动物实验做全身抗凝时,一般剂量为:大鼠(2.5~3)mg/(200~300)g,兔或猫10mg/kg,狗5~10mg/kg。市售肝素注射液每ml含肝素12 500IU(相当于肝素钠125mg)。

三、常用消毒、清洁溶液的配制

1. 碘酊的制备　取碘化钾1.5g,溶于约2ml蒸馏水中,再取2.0g碘,加到碘化钾溶液内摇匀,然后加入95%乙醇溶液73ml,待碘完全溶解后,再加蒸馏水至100ml即可。

2. 清洁液的制备　清洁液(洗液)主要成分是重铬酸钾与硫酸,是强氧化剂。一般的有机物如血、油脂等,均可被氧化破坏而洗净。新鲜清洁液呈棕红色,用的次数过多,重铬酸钾被还原为绿色的硫酸铬,其效力减低。最常用配制方法有两种:

(1) 用粗制浓硫酸(工业硫酸)80份,放入一硬质玻璃烧杯内,加热煮沸,再称取20份重铬酸钾(最好研细),缓慢加入煮沸浓硫酸中,边加边用玻璃棒轻轻搅动,继续加热,直到重铬酸钾完全溶解为止。待冷却后,装入瓶中备用。

(2) 称取重铬酸钾80g加入少量蒸馏水加热,使其溶解,待半冷后,缓慢地加入粗制浓硫酸100ml,然后加蒸馏水至1000ml即可。采用此种方法制备时一定注意安全,切不可把重铬酸钾的水溶液加入硫酸内,否则引起发热致爆炸事故。

(3) 使用时的注意事项:①先将玻璃器皿用肥皂水刷1~2次,用清水冲洗干净,然后放入清洁液中浸泡约2h,有时需加热,清洁效果更好。经清洁液浸泡的玻璃器皿,可先用自来水冲洗多次,然后用蒸馏水冲洗1~2次即可。②附有蛋白质类或血液较多的玻璃器皿,切勿使用清洁液,因易使其凝固。更不可在有某些溶媒如乙醇溶液、乙醚等的情况下使用清洁液。③清洁液对皮肤、衣着等均有腐蚀性,故需妥善保管。使用时尤需注意,双手应戴保护手套。④为防止吸收空气中的水分而变质,清洁液应贮存在有盖的容器内,如溶液变成黄绿色即丧失氧化能力,不能再用。

四、药物剂量的换算和配制

在动物实验给药时,常常会遇到三个问题:①给予多少剂量才适当?②应配制成何种浓度的溶液？③给予多少毫升才合适？现分别叙述解决方法。

（一）给药剂量的确定

药物对于某种动物的适当剂量得自于科学实践，不能凭空推算。一般人或某种动物的适当剂量可从药典或文献资料中得到。此时能否折算为实验用动物的剂量是实验机能学中常常遇到的问题。目前常用单位体重所占体表面积的比值来进行换算，因为许多药物的体内代谢及作用与体表面积的关系比与体重的关系更为密切。其具体方法详见表1-2-5。

表 1-2-5 常用动物之间以及它们与人的体表面积的比例表

	20g 小鼠	200g 大鼠	400g 豚鼠	1.5kg 兔	2kg 猫	4kg 猴	12kg 狗	70kg 人
20g 小鼠	1.0	7.0	12.5	27.8	29.7	64.1	124.2	387.9
200g 大鼠	0.14	1.0	1.74	3.9	4.2	9.2	17.8	56.0
400g 豚鼠	0.08	0.57	1.0	2.25	2.4	5.2	10.2	31.5
1.5kg 家兔	0.04	0.25	0.44	1.0	1.08	2.4	4.5	14.2
2kg 猫	0.03	0.23	0.41	0.92	1.0	2.2	4.1	13.2
4kg 猴	0.016	0.11	0.19	0.42	0.45	1.0	1.9	6.1
12kg 狗	0.008	0.06	0.10	0.24	0.25	0.52	1.0	3.1
70kg 人	0.0026	0.018	0.031	0.07	0.076	0.16	0.32	1.0

换算公式：绝对剂量（最大剂量）×比数＝换算剂量。举例说明：

1. 由动物用量推算人的用量　已知某药给家兔静脉注射的剂量为10mg/kg，推算人的用量是多少？

由表第四行最后的一格得知：一个体重70kg的人体表面积相当于1.5kg家兔的14.2倍，即1.5kg的家兔的最大用量10mg×14.2＝213mg。

2. 用人的用量推算动物用量　已知某中成药冲剂每次口服10g有效，如拟用狗观察其作用，应用多少剂量？

查表第八行12kg狗的体表面积是70kg人的0.32倍。换算成狗的用量为10g×0.32＝3.2g（即0.2667g/kg）。

3. 不同种属动物间的推算　已知盐酸吗啡给小鼠腹腔注射的剂量为15mg/kg，现拟做大鼠镇痛实验，可用多大剂量？

查表可知200g的大鼠体表面积相当于20g小鼠的7.0倍。换算成大鼠的用量为0.3mg×7.0＝2.1mg，即10.5mg/kg。

（二）药物浓度的确定

确定了药物的剂量后，就要考虑配制药物的适当浓度，以符合某种特定给药途径给药量。现举例说明：已知戊巴比妥钠给家兔静脉注射麻醉时的适当剂量为25mg/kg，问需将戊巴比妥钠配成何种浓度的溶液才方便给药？

解：家兔静脉注射的药量以1ml/kg较适当。因此，需要配制1ml溶液中含有戊巴比妥钠25mg的溶液。25mg/kg的溶液浓度如用百分浓度表示是2.5%，即需要配制的2.5%的戊巴比妥钠溶液。

此外，在动物实验中有时需要根据药物的剂量及某种制剂的药液浓度来计算给药药液定量。例如:已知硫磺妥钠注射剂量为 20mg/kg 定量为 1ml/kg,该药 0.5g 应配成多少毫升?注射的药量是多少毫升?

解:20g/kg 相当于 1ml/kg,因此应配成质量浓度 $1:20=X:500$,$X=25ml$。即 100ml 含 2g,故应配成 2% 的硫磺妥钠液。兔 1kg 体重应给注射药量 1ml,体重 1.8kg 的兔应给 1.8ml。

（王建英　王玉良）

第三章　常用实验仪器设备与器械

第一节　生物信号的采集与处理系统

一、生物信号及其采集处理原理

生物信号(biosignal)是生物体在生命活动中表现的自然信号(包含生命现象、状态、性质、变量和成分等信息),具有信号弱、噪声强、频率范围低、不稳定、非线性、随机性等基本特点。生物信号的表现形式具有多样性,一般可分为两类,一类是电信号,如心电、脑电、肌电和细胞电活动(动作电位、静息电位);另一类是非电信号,如呼吸、血压、心音、体温、肌肉收缩、二氧化碳分压、氧分压、pH 等。

生物信号采集与处理系统的功能就是通过采集各种生物体内或离体器官的生物电信号以及张力、压力、温度等非电信号的波形,从而对生物体在不同实验条件下所发生的功能变化加以记录与分析。一个完整的生物信号采集与处理系统一般包括:①生物信号的引导;②生物信号的放大;③生物信号的采集;④生物信号的记录与处理四部分。

为了观察到生物信号波形,首先应将生物信号从生物体引导到生物信号采集与处理系统中。生物电信号的引导需要合适的电极,非电信号的采集需要合适的换能器(或传感器)将其转换成电信号。因此,电极和换能器的特性往往决定了生物信号采集与处理系统的质量。常用的生物信号引导方法有两种:①电极引导:直接使用引导电极(线)将生物电信号引入实验系统进行观察;用于检测心电图、脑电图、肌电图、眼电图及细胞等体内、体表生物电时所采用的一类传感器,通常是由经处理的某种金属板、金属细针或金属网制成(铜、银、金、铂)。②换能器引导:通过换能器或传感器将生物体的非电信号转换为电信号,然后引导入实验系统进行观察。换能器可根据引导信号的不同分为不同的类型。例如:引导血压的称为压力换能器,引导张力的称为张力换能器,引导呼吸的称为呼吸换能器,引导温度的称为温度换能器等。

生物信号采集分析处理系统的基本原理是将从生物体采集的生物信号,进行放大、滤波等处理,然后对处理的信号通过模/数转换,并将数字化后的生物信号传输到计算机系统,计算机则通过专用的实验系统软件接收数字信号,然后对这些收到的信号进行实时处理、分析、显示和存储。另外,生物信号采集处理系统软件也可接受指令发出电刺激信号。

二、BL-420 生物机能实验系统

(一) 系统组成

BL-420 生物机能实验系统是配置在微机上的四通道生物信号采集、放大、显示、记录与处理系统,主要由计算机(IBM 兼容微机)、BL-420 系统硬件和 BL-NewCentury 生物信号显示与处理软件等三部分构成。该系统从生物体内或离体器官中探测生物电信号或张力、压力等非电信号,并可对实验数据进行储存、分析及处理。

1. BL-420 系统硬件

（1）硬件面板界面：BL-420S 生物机能实验系统硬件前面板（图 1-3-1 中左侧部分），包含有：4 个信号输入接口、1 个触发输入接口、1 个刺激输出接口、1 个记滴输入接口和 1 个电源指示灯。硬件背面板，其左侧上部为电源开关（I 示关，O 示开），电源开关下面是 12V 直流电源输入

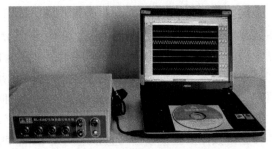

图 1-3-1　BL-420 生物机能实验系统的构成

接口，背板中间有金属接地柱连接地线，中间靠下为监听输出接口，可与音箱相连；背板右下部为 USB 接口，通过 USB 接口线与计算机的 USB 接口相连。

（2）硬件性能指标：抗干扰能力强；低噪声（信噪比大于 60dB；等效输入噪声电压峰峰值小于 2 μV）；高增益（交、直流 2~50 000 倍生物电放大器）；12 位 A/D 转换器；程控、光电隔离的刺激器，具有电压输出（0~100V，最小步长 5mV）和电流输出（0~10mA，最小步长 1.0μA）两种模式以及双端输入等特点。

2. BL-420 系统软件

（1）软件面板界面：BL-NewCentury 软件是 BL-410 和 BL-420 系统共用的软件，以 Win2000 或 WinXP 为软件平台，应用中英文双语和图形化操作界面，预置十大类 55 个实验模块。软件主界面见图 1-3-2。

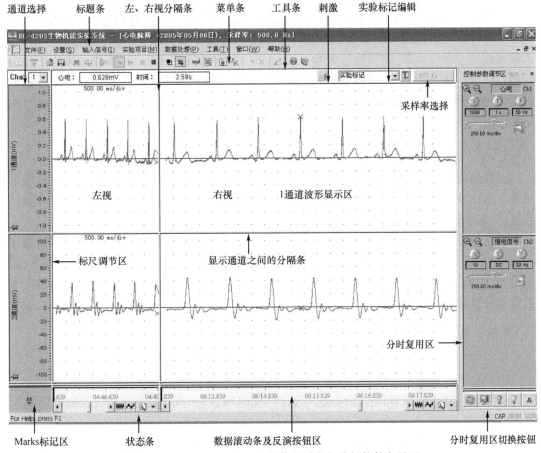

图 1-3-2　BL-NewCentury 生物信号采集与分析软件主界面

（2）软件性能指标：在数据运算功能方面，可实时对原始生物信号或存储在磁盘上的反演数据信号进行积分、微分、频率直方图、频谱分析、序列、非序列密度直方图等运算。数据测量功能包括对原始生物信号或存储在磁盘上的反演数据信号进行实时测量、光标测量、选择区域测量、两点测量及区间测量等；可测量出生物信号的多种指标，例如：最大值、最小值、平均值、峰值、频率、面积、变化率及持续时间等；还可以实时采样的情况下对不同时间段波形进行比较显示。同时还具备对反演数据进行原始数据导出、数据剪辑及图形剪辑；各种原始数据及测量数据可直接进入到 Excel 或 Word 等 Windows 应用软件中。

（二）实验前调零和定标操作

实验前必须通过定零值和定标准值两步操作才能取得真正有效的实验结果值。

1. 调零　从"定标"子菜单中选择"调零"命令，此时会弹出一个提示对话框。在提示对话框中按"确定"按钮，会弹出一个"放大器调零"对话框，进行调零处理。

2. 定标　选择"定标"命令，进入定标过程。如果要对张力信号进行定标处理，需要将"信号选择"参数选为张力信号。定标过程如下：

（1）首先对 1 通道进行定标，将"定标类型"参数设定为"定零值"，然后将张力传感器插入到 1 通道上，并使其处于不加任何负载状态，通过观察 1 通道出现的波形，调节张力传感器的零点，使其输入信号处于离 1 通道基线最近的位置。当输入信号稳定后，用鼠标按下定标对话框中右下方的"定标"按钮完成定零值。

（2）将定标类型参数设定为"定标准信号"，然后在张力传感器上挂一个砝码，砝码的大小可以在 1~20g 的范围内任意选择，比如选择 10g 的砝码，在"定标值输入"编辑框中输入张力传感器上吊挂的砝码重量 10。观察 1 通道波形显示的位置，不能使其饱和（如果输入信号线处于窗口顶部，表明输入信号已经饱和），如果输入信号饱和，可通过减小 1 通道的增益或减小传感器上吊挂砝码的重量等方法来使换能器的输入处于非饱和状态。当输入信号稳定后，用鼠标按下"定标"对话框中右下方的"定标"按钮，完成 1 通道张力信号的定标。重复步骤完成对应通道的定标操作。

（三）启动软件

开机前应检查实验所用的换能器、信号输入线、刺激输出线等是否正确连接在相应的通道。依次开启实验台电源、显示器、BL-420 系统和计算机电源；计算机进入 Windows 操作系统，双击操作系统桌面上的"BL-420 生物机能实验系统"图标即可启动程序。

根据选择的信号种类或实验项目为每个实验通道设置相应的初始参数，包括实验通道的采样率、增益、时间常数、滤波、扫描速度等。该初始参数能满足完成实验的基本要求，如需调整，可根据被观察信号的强弱以及波形特点，在"控制参数调节区"进行相应调节。参数设定完成后，按下工具条上的"开始实验"按钮即可开始实验。

（四）实验操作步骤

应用举例：在一通道显示窗口中观察兔呼吸运动的调节。操作步骤如下：

（1）在一通道的输入接口上安装好张力换能器，并将该换能器与兔剑突相连。

（2）在仪器操作界面运行系统软件，选择"实验项目"子菜单中的"呼吸实验"菜单项，点击"呼吸实验"子菜单，在"呼吸实验"子菜单中选择"呼吸运动调节"实验模块。

（3）根据信号窗口中显示的呼吸曲线波形，再适当调整实验参数或与兔剑突相连丝线的松紧程度,以获得最佳实验效果。

(4) 当波形调节稳定后,用鼠标单击工具条上的"记录"命令按钮,记录波形和数据。实验结束时,用鼠标单击工具条上的"打印当前通道图形"命令按钮,打印图形及数据。

(五) 常见故障分析及解决方法

(1) 使用中出现死机常见的原因为操作系统发生问题,可关闭计算机,等待数分钟后重新启动。

(2) 在实时数据采样观察或实时数据记录时,显示波形中出现有规律的干扰,一般因电源接地不好、动物肌电或其他干扰信号的影响,可检查接地是否良好,采用动物接地等方法排除,或停止运行您所安装的其他任何实时监控软件,然后重新启动 BL-NewCentury 软件进行运行。

(3) 打印和打印预览按钮变灰色不起作用:实时实验过程中,系统没有处于暂停状态;打印和打印预览功能没有和通道显示窗口相联系。解决方法:按下暂停按钮,在任意通道显示窗口上单击鼠标左键。

(李　鑫)

三、Power Lab 生物信号记录分析系统

PowerLab 是四通道的生物电信号测量、记录、分析处理系统。利用它可实现多通道的生物电信号的实时采集、记录和分析处理等功能,对信号可进行及时采集、存储、回放和系统处理,特别是各种实验数据的后期分析处理,尤为方便突出。可广泛应用于基础医学实验教学和科学研究工作中。

(一) 系统组成

PowerLab 系统由 Power Lab 硬件、软件所组成。硬件由计算机、Power Lab/4st 主机和PTB40-终极教学系统所组成;操作软件为 Windows 和 Macintosh 操作系统平台。

1. Power Lab 硬件　Power Lab/4st 主机具有 16 位精度、100 000 样点/秒的持续采样速率,有高通、低通、抗失真滤波器。PTB40-终极教学系统则是由 Pod 信号调节器、张力换能器、脉搏换能器、电压呼吸换能器(血压、心电、呼吸类目)、mLA301 微音频连接器、电极、刺激输出电缆导线等组成。

2. Power Lab 软件　运行软件由 Chart 和 Scope 组成,使用简单容易且快速精确,Chart 与 Power Lab 硬件一起可使计算机变身为一台数字图表式记录仪,实时记录、存储和灵活回放显示数据,提供强大的记录、显示和分析任何刺激的高频信号,在动作电位和诱发反应的测量中非常有用。

PowerLab 系统应用实验范围广,可用于神经和肌肉实验、循环系统实验、呼吸系统实验、排泄系统实验及中枢神经系统实验等。

(二) Power Lab 使用操作

应用举例:人肢体血流图的描记。操作方法如下:将脉搏换能器系于人的拇指上,让受试者保持安静,把脉搏换能器的 BNC 衔头连接到 Power Lab/4st 主机的通道上,打开电源,

预热一会，即可实验。

（1）双击桌面的 Chart 快捷图标，点击"Setup"菜单中的"Channel Setting"，打开通道设置对话框。

（2）选择通道数目，在 Number of Channels 键入"3"，然后分别点击每一通道的名称框（Channel Title），输入所需名称，中英文皆可，点击 ok。

（3）在右侧的采样速率菜单中选择合适的采样速率（建议 100 或 200），选择脉搏通道的输入放大（Input Amplifier），在量程（Range）中选取适当的量程（200mV、500mV、1V）。

（4）点击 Start 开始记录，即可在通道一内看到脉搏信号，点击 Stop。点击血流通道中的计算输入（Computed Input），在功能（Function）中选择积分功能，在原始数据输入（Raw Data Input）中选择脉搏通道（第一通道），点击 ok；点击 Start 开始记录，即在通道一看到脉搏信号，并且在通道二同时看到血流信号，点击 Stop。

（5）点击心率通道中的周期变量（Cycle Variables），弹出周期变量设置对话框；在原始记录（Source）中选择脉搏信号通道（通道一），然后在 Function 下拉菜单中选择心率功能（Rate Meter）；这样就可以用通道一记录脉搏变化，用通道二对通道一进行积分得到血流变化；用通道三对通道一进行计算得到心率变化曲线。

（6）分析：利用 Peak parameter 扩展软件计算某一波形的各种参数，包括波幅、流入时间等以供研究之用。

（王忠伟）

四、放大器与刺激器参数设置

（一）放大器参数设置

为了采集到理想的生物信号以及产生稳定的电刺激信号，常常需要根据不同实验内容对系统的放大器参数和电刺激器参数进行设置，以求达到更好的实验效果。下列为一些常用机能学实验项目中的放大器与刺激器参数设置（表 1-3-1，表 1-3-2）。

表 1-3-1 部分实验的放大器参数

实验名称	实验参数					50Hz 陷波
	采集频率	扫描速度	灵敏度	时间常数	滤波常数	
（减压）神经放电	20kHz	80ms/div	50μV	0.001s	3kHz	开
（兔）动脉血压	800Hz	500ms/div	12kPa	直流	30Hz	关
心电图	4kHz	200ms/div	1mV	0.2s	30Hz	开
大脑皮层诱发电位	20kHz	10ms/div	500μV	0.02s	100Hz	开
蛙心期前收缩-代偿间歇	400Hz	1s/div	5mV	直流	10Hz	开
神经干兴奋传导速度的测定	40kHz	1.0ms/div	2mV	0.001s	1kHz	关
神经干兴奋不应期的测定	40kHz	1.0ms/div	2mV	0.001s	1kHz	关
神经干动作电位	40kHz	1.0ms/div	2mV	0.001s	1kHz	关
肌肉神经刺激频率与反应	400Hz	1s/div	50mV	直流	100Hz	开

实验名称	实验参数					50Hz 陷波
	采集频率	扫描速度	灵敏度	时间常数	滤波常数	
肌肉神经刺激强度与反应	400Hz	1s/div	50mV	直流	100Hz	开
蛙心灌流	400Hz	2s/div	5mV	直流	10Hz	开
心肌细胞动作电位	10kHz	80ms/div	50mV	直流	500Hz	开
呼吸运动调节	800Hz	1s/div	5mV	直流	10Hz	开
消化道平滑肌的生理特性	400Hz	2s/div	5mV	直流	10Hz	开
肌梭放电	20kHz	40ms/div	50μV	0.002s	3kHz	关
耳蜗生物电活动	20kHz	40ms/div	100μV	0.02s	1kHz	开
中枢神经元单位放电	20kHz	80ms/div	50μV	0.002s	1kHz	关
脑电图	800Hz	250ms/div	100μV	0.2s	10Hz	开
影响尿生成的因素	200Hz	8s/div	2.4kPa	直流	100Hz	开
脉搏	800Hz	250ms/div	25mV	直流	10Hz	开

表 1-3-2　部分实验的刺激参数

实验名称	刺激参数					
	刺激方式	延时	波宽	强度	波间隔	备注
大脑皮层诱发电位	单刺激	10ms	0.2ms	7.5V		用叠平均功能
蛙心期前收缩与代偿间歇	单刺激	0ms	10ms	4V		
神经干兴奋传导速度测定	单刺激	5ms	0.2ms	1V		
神经干不应期的测定	双刺激	2ms	0.2ms	1V	20ms(起始值)	
神经干动作电位	单刺激	5ms	0.2ms	1V		

肌肉神经刺激强度与反应	自动单刺激	高　　级　　(选项)					
		强　　度　　递　　增					
		延时	波宽	强度	频率	脉冲数	强度增量	组间延时
		20ms	1ms	0.1V	1Hz	1(串)	0.02V	2s

肌肉神经刺激频率与反应	自动单刺激	频　　率　　递　　增　　(常规实验)					
		强　　度　　递　　增					
		延时	波宽	强度	频率	脉冲数	频率增量	组间延时
		20ms	1ms	2V	1Hz	1(串)	2Hz	4s

（二）刺激器参数设置

各种内外环境变化都可成为生物体的刺激因素。例如,光、声、电、温度、机械及化学因素等都可使可兴奋组织产生反应。但在实验机能学中应用最多的是电刺激。电刺激在刺激频率、强度及刺激持续时间方面均易精确控制,对组织没有损伤或损伤较小。电子刺激器是发出电脉冲用以引起组织兴奋的仪器,可通过调节模式、刺激方式、刺激波宽、频率、强度、脉冲数、波间隔、主周期等参数(图 1-3-3),获取理想的电刺激信号用于实验。

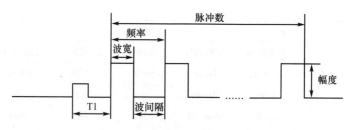

图 1-3-3　刺激脉冲参数示意图

可选择的刺激参数主要包括：①模式：正电压、负电压、正电流、负电流。②方式：单刺激、串单刺激、连续单刺激、自动串单刺激、双刺激、串双刺激、连续双刺激、自动串双刺激、定时刺激。③波宽：刺激脉冲高电平。④频率：刺激脉冲频率［单位时间内（每秒）刺激脉冲数］。周期（T）＝ 1/频率（f）。⑤强度：刺激的强度。⑥脉冲数：串脉冲（单刺激或双刺激）时的刺激脉冲个数。⑦波间隔：双刺激时第一个刺激脉冲和第二个刺激脉冲之间的时间间隔。⑧T1（刺激前延时）：刺激脉冲发出之前的初始延时。⑨主周期：当重复次数大于 1 时，主周期即为每次刺激组的总时间，但是主周期必须大于有效激时间（即刺激动作没完成之前，主周期不可结束）。例如：定时刺激：主周期（s）＞ 延时（s）＋［波宽（ms）＋波间隔（ms）］× 脉冲数。

（王玉良）

第二节　机能实验常用仪器设备

一、常用生物换能器

换能器（又称为传感器）是将非电信号转换成电信号的装置。在机能实验中，从人体或动物中提取的生物信号有许多都是非电信号，如血压、心搏、骨骼肌收缩、温度变化等。这些非电生物信号须用换能器将它们转变成电信号，才能较容易地观察和记录。换能器的种类很多，根据其转换信号的不同，分为压力换能器、张力换能器、呼吸换能器、心音换能器等。其中以压力换能器和张力换能器在实验机能学中应用最广泛。现将这两种常用换能器原理和使用方法如下。

（一）压力换能器

压力换能器主要用于测量和转换动脉血压和其他可以通过液体传导的压力。换能器的工作原理是利用惠斯登电桥的基本结构来实现能量的转换。在换能器内有一平衡电桥，该电桥的一部分由应变电阻元件构成，将压力的变化转换成电阻值的变化。当换能器感受的压力为零时，电桥平衡，输出为零（使用前需要校准，因为各种非正常原因可引起电桥不平衡，造成基线不在零位置上）；当压力作用于换能器时，应变电阻元件的电阻值发生变化，引起电桥失衡产生电流从而换能器产生电信号输出。在换能器的测定范围内该电信号大小与压力呈相关的线性关系（图 1-3-4）。

需要注意的是：①测量血压前，首先应将换能器及测压插管内充满抗凝液（最好用肝素

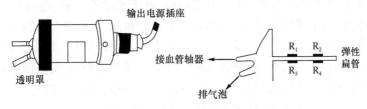

图 1-3-4　压力换能器的原理及外形

等生物制剂),并排尽其中的气泡。将测压插管与大气相通,确定零压力时的基线位置后即可进行血压观察、记录。②测量血压时,换能器应放置在与心脏平行的位置,以保证测量结果的准确。③压力换能器有一定的测压范围(量程),不要用换能器测量超过其测压范围的压力。④严禁在换能器管道处于关闭状态时,用注射器向换能器内加压。⑤每次使用后,应将换能器内的液体及时清除,并用蒸馏水洗净、晾干。清洗时注意保护压膜片,不要用手指或硬物猛压压膜片,以免损坏换能器。⑥避免猛力撞击或打击压力换能器。

(二) 张力换能器

张力换能器主要用于测量和转换骨骼肌收缩、心肌收缩和其他位移信号。张力换能器的工作原理压力换能器相同。张力换能器的应变电阻是粘贴在应变梁上,力作用于应变梁,应变电阻值改变,电桥失衡;换能器将张力信号转换成电信号输出(图 1-3-5)。

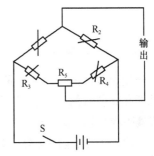

注意:①实验时,用丝线将张力换能器的应变梁(弹簧片)与实验对象(如肌肉标本)相连。连接的松紧度以丝线拉直为宜(保持适度刚性),并尽量使丝线与应变梁呈垂直方向。测力方向指向弹簧片引出口较大的一方。②选择适当的放大倍数,即可观察、记录张力变化。③张力换能器有一定的测量量程,不宜测量超过其量程的负荷,以免损坏换能器。④张力换能器应变梁口是开放式的,在实验过程中应防止液体滴入换能器内部。⑤在使用张力换能器过程中,应避免换能器的碰撞、摔打。

图 1-3-5　机械-电传感器的原理
R_2、R_3、R_4 为应变片;R_5 为可调电位器;
S 为开关

二、微循环与 BI-2000 医学图像分析系统

(一) 系统软件的特点与用途

BI-2000 医学图像分析系统是进行动态微循环观察、医学图像多媒体教学、科研分析的多功能图像分析系统。微循环观测和测量功能是其主要技术特色,可直观显示和分析生物体的微循环状态。结合生物显微镜技术,可清晰观察家兔、大鼠、蛙等肠系膜微循环;在手术灯照明条件下,还可观察小鼠耳廓、人甲襞微循环。此外,还可以与 BL-420 系列产品集成,在观察微循环图像的同时观测活体电生理信号的变化规律。

(二) 系统软件的医学图像分析功能

BI-2000 医学图像分析系统含微循环、免疫组化以及 Morris 水迷宫等功能模块,可用于

微循环图像和生理参数集成观测、动态图像分析、数字录像和分析、迷宫自动跟踪分析、免疫组化和体积测算、离子通道图像分析、静态图像处理和分析、凝胶电泳图像分析等。

1. 静态图像捕捉　具有交互几何测量(包括直线、曲线、面积、周长测量)、细胞自动计数、动态图像分析等功能,可以测量如变化幅度、速率、频率等参数,适合心肌细胞药理分析等。

2. 免疫组化分析　可自动测量阳性分布面积、平均灰度和平均光密度、积分光密度(IOD)等参数,支持灰度分割、色度分割和手工分割三种方式。

3. 微循环图像实验　可用于包括图像和心电,血压和呼吸等生理参数综合观测,血管直径、血流速度、血流量测算,15种实验参数交互测量和记录,图像和生理波形同步记录和回放。

4. 离子通道图像分析　可以分析离子通道输出波形,测量通道开、关闭时间。

5. 水迷宫跟踪分析软件　可以自动辨识目标,跟踪目标轨迹,按象限和环两种方式统计时间、路程和6个时段有效率。

6. 凝胶图像分析软件　可以自动分析电泳条带图像,得出分子量、条带位移、条带积分光密度、泳道内各条带的浓度百分比;同时还可以分析斑点杂交图像,得出各斑点的积分光密度、质量等结果。

(王忠伟)

三、分光光度计使用

(一) 工作原理

分光光度计的基本工作原理是基于物质对光(光的波长)的吸收具有选择性。不同的物质都有其各自的吸收波长,所以当光色散后的单色光通过溶液时,某些波长的光线就会被溶液吸收(光能量减弱)。因此,在一定波长下,溶液中物质的浓度与光能量减弱的程度有一定比例关系,也即符合比耳定律(Beer's Law)。

721型分光光度计是一种简洁易用的分光光度法通用仪器(图1-3-6),能够在360~800nm的允许测定范围内,进行透射比、吸光度和浓度的测定。由于其构造比较简单,测定的灵敏度和精密度较高,被广泛用于医学卫生、临床检验、生物化学、石油化工、环保检测、质量监控等部门做定性定量分析使用。

(二) 操作步骤

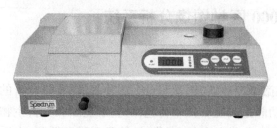

图1-3-6　721型分光光度计

1. 仪器的使用前准备　①首先接通电源,打开电源开关,指示灯亮,打开比色皿暗箱,预热20min。②转动波长选择按钮,选择所需要的单色光波长,用灵敏度旋扭选择所需要的灵敏度挡。③放入比色皿,旋转零调节旋钮(即"0"旋钮),将比色皿暗箱盖合上,推进比色皿拉杆,使参比比色皿处于空白矫正位置,使光电管见光,旋转透光率调节旋钮(即"100%"旋钮),使微安表指针准确处于100%,按上述方法连续3次调整零位和100%位即可进行测定工作。

2. 样品检测　将装有溶液的比色皿置于比色架中,盖上样品室盖,拉动样品拉杆,使样品溶液置于光路上,读出吸光度值,读数后应立即打开样品室盖。平行测定三次,取平均值。测量完毕,取出比色皿,洗净后倒置于滤纸上晾干,电源开关置于"关",拔下电源插头。

3. 仪器使用的注意事项　清洁仪器外表时,请勿使用乙醇、乙醚等有机溶剂,不使用时请加防尘罩。比色皿每次使用后应清洗干净,置于滤纸晾干后存于比色皿盒中备用。

(郭顺生)

四、血气分析仪

血气是指血液中所含的 O_2 和 CO_2 气体。血气分析是评价机体呼吸、氧化及酸碱平衡状态的必要指标。血气分析仪采用电极法测定血液的 pH、PCO_2(二氧化碳分压)、PO_2(氧分压)三项基本参数,还包括经计算求得的 HCO_3^- act(实际碳酸氢根)、BE(剩余碱)、O_2Sat(氧饱和度)等参数。

血气标本的收集是极为重要的。血气标本以采动脉血或动脉化毛细血管血为主,静脉血也可供作血气测定(血液循环有障碍,PCO_2 和 pH 两项指标基本也可反映体液酸碱状况)。动物实验主要采动脉血。只有动脉血才能真实反映体内代谢氧化作用和酸碱平衡的状况,动脉血的气体含量几乎无部位差异,从主动脉到末梢循环都是一致的。

(一) 仪器准备

1. 通电开机　仪器安装完毕,检查电源电压无误后,插上电源插头。打开气瓶上的阀门,调节减压稳压阀使低压表上的指针指向 0.04MPa 位置。将仪器后面面板上的开关向上板(按下Ⅰ),接通电源,LCD 灯显示。

2. 预备状态　仪器开机后将同时进行下列三个独立的动作过程:①加热恒温:仪器温控电路对样品箱加热,使之达到37℃,并保持在(37±0.1)℃范围内,直到关机。②冲洗液平衡:低气平衡电磁阀(V3)连续快打10s,接着慢打10s;然后重复这一快打-慢打过程,直到第三次快打后,连续慢打直到关机。③流体自检:冲洗-抽空测量管道,位置1自检,位置2自检;微型阀转位置3,冲洗-抽空管道,仪器转入预备状态。此时 LCD 灯显示的温度值是连续检测样品箱的即时温度。

3. 仪器校正　在预备状态下,按"校正1"键,仪器进行一点校正,若开机后未进行过一点校正,或二点校正未通过,将自动转入二点校正;按"校正2"键,仪器进行二点校正。按"服务程序"键,LCD 显示服务程序菜单,此时可按数字"0"到"9"进入所需要的服务程序,或按"返回"键返回原状态。

(二) 样品测量

待测样品的进样方式有自动进样、手工进样、毛细管进样等,一般不提倡手工进样而采用自动进样方式。自动进样方法是:双手用针管混匀样品,在仪器就绪状态抬起进样头,微型阀转到位置3,抽吸泵转动,立即取下密封的注射器针头,用卫生纸擦干净进样针。然后将注射器放到进样头下,使进样针插入注射器中血样的底部附近。样品自动被吸入测量管道,当样品达到样品箱中的微型阀时,抽吸泵停止转动,蜂鸣器响,LCD 显示样品须在 40s 内到位,否则自动转入一点校正。取走样品,用卫生纸擦干净进样针,放下进样头。仪器将样品多次提升后,记录测量值。

（三）注意事项

（1）血气分析仪应正确地经常进行维护,随时检查液面和气瓶压力,清洁测量管道,每天结束工作前,或每测量 20 个左右样品都要进行此工作。

（2）血标本应处于隔绝空气的状态,防止血标本与空气接触。

（3）采取的血标本应在 30min 内检测完毕,如 30min 后不能检测,应将标本置于冰水中保存,最多不超过 2h。

（李文涛）

五、心电图机的使用

心电图机是将微弱的心电信号提取、放大并记录（或显示）其波形的专用仪器。所记录的心电波形图称为心电图（ECG）。在动物实验中,多通过生物信号采集处理系统动态观察心电图,记录实验动物的心电波形、心率和心律变化等。在人体实验中,通常将心电信号描记在心电图纸上,供分析解读。

（一）工作原理

1. 心电图导联 测绘心电图时电极在体表的安放位置和导线（即导联线）与心电图机的连接方式叫心电图的导联（Lead）。心电图导联有两大类:一类是双极导联,所测量的是体表某两点间心电电位差的变化曲线;另一类是单极导联,所测量的是体表某部位的心电电位随时间的变化曲线,无关电极连接零电位点（或近似零电位点,称之为中心电端）。利用心电图机,通过不同导联可以引导记录体表某部位的心电电位或某两部位的心电电位差随时间的变化曲线。

2. 电极安放 目前,临床常用的电极安放位置是肢体电极和胸电极。心电图机备有标准肢体导联[I（L_+-R_-）, II（F_+-R_-）和 III（F_+-L_-）]、加压单极肢体导联（aVR,aVL 和 aVF）及胸前导联（V_1~V_6）等共 12 个导联的 10 根导联线,可根据需要选择。操作心电机时,首先要根据检查需要,按照电极（导联线）的颜色标记连接好测量电极。

（1）肢体导联电极:右腕——红,左腕——黄,左踝——绿,右踝——黑。

（2）胸前导联电极:V_1~V_6依次为红、黄、绿、棕、黑、紫。胸前电极安放部位是:V_1:胸骨右缘第四肋间隙;V_2:胸骨左缘第四肋间隙;V_3:V_2与V_4的中点;V_4:左第五类间隙锁骨中线处;V_5:左腋前线与V_4同一平面;V_6:左腋中线与V_4同一平面。

（二）操作步骤

1. 测试前的准备工作 装入心电图记录纸;心电图机地线接地,连接实验室的公共接地端。将三芯电源线的连接头插入心电图机交流电源插座内,另一端的电源插头插入交流电源的电源插座内。将供电方式选择开关置于"工作（OPR）"位,打开电源开关,电源指示灯亮。将灵敏度选择键置于"×1",走纸速度选择置于"25mm/s",滤波器键均置于"关断状态"（指示灯不亮）。将观察键按下,按动"1mV"定标键,观察描笔是否摆动。按下走纸键,描记几个标准方波信号,按下停止键。观察所描线条是否浓淡粗细适中,否则应调节笔温,使其适中。

2. 心电图机性能测试与校验

（1）增益与阻尼的测试与校验：按下走纸键，并将基线调到记录纸中心位置。描记 3~4 个 1mV 标准方波信号后按下观察键，观察增益和阻尼是否符合标准要求。若方波幅度不是 10mm，则应调节"增益"微调，使其正好为 10mm 为止，若阻尼不正常，则可调节"阻尼"调节器或描笔笔头压力，直到重新记录的波形正常为止。

（2）走纸速度的测定：按下走纸键，然后同时按动"1mV"定标键和启动秒表，记录 5s 左右，再同时按动"1mV"定标键和按动秒表停止计时，然后按下观察键。

（3）放大器对称性和时间常数的测定：按下走纸键，将基线调到记录纸中心位置，按下"1mV"定标键且持续不放，待笔头回到原来基线位置时突然放开定标键，稍候，停止走纸，将记录纸撕下。

3. 描记心电图　测试校验完成，进入自动操作程序，根据需要记录不同导联的 ECG。实验教学中常用标准 Ⅱ 导联。被检查者电极安放部位应先用乙醇溶液（酒精）清洁，并涂抹导电膏以降低电阻排除干扰。在测量动物心电时，应将动物仰卧固定并使动物保持安稳。若动物的被毛浓密，可先剪去毛，再安放电极，也可用针式电极刺入皮下，再连接导联线：一般双前肢电极插入肘部皮下，双后肢电极插入膝关节上部皮下。同时，环境温度不能太低，避免肌肉战栗引起的肌电干扰，更要避免电极刺入骨骼肌内。

（李　鑫）

六、动物行为学测定仪器

（一）小鼠避暗仪

BA-200 小鼠避暗仪由控制器和活动箱两部分组成，可同时对 6 只小鼠进行实验。它主要用于测试和自动记录小鼠第一次从明室进入暗室的潜伏期和受到电击的次数，以完成对小鼠的学习和记忆能力的研究。

（二）条件位置偏爱测试仪

CPP-100 条件位置偏爱测试仪是用于评价药物的奖赏效应和寻找抗觅药行为的有效工具。它通过将实验动物（大鼠）置于测试箱的白色观察区域，然后观察实验动物在测试箱的三个（白色、灰色、黑色）区域的活动情况，从而得到实验动物喜好处于暗色区域或明色区域的定量结果数据。其建立的条件主要基于药物的奖赏效应和无关性刺激同药物奖赏效应的关联性学习记忆，使动物能够对不同的环境表现出偏爱（厌恶）反应。

（三）跳台自动测试仪

DT-200 跳台自动测试仪由控制器和反应箱两部分组成，可同时对 6 只小鼠进行跳台实验，主要用于测试和自动记录小鼠受到电击的次数和第一次跳下平台的潜伏期，以完成对小鼠学习和记忆能力的研究工作。

（四）八臂迷宫分析测试仪

RM-200 八臂迷宫分析测试系统包括 RM-200 八臂迷宫测试仪和分析测试软件两个部分，采用红外探测的方式跟踪大鼠的行动，用于研究大鼠的学习和记忆能力。

（五）疲劳转棒仪

疲劳转棒仪是用于研究药物对动作协调性和抗疲劳特性的实验仪器。该仪器可做疲劳实验、骨骼肌松弛实验、中枢神经抑制实验以及其他需用运动方式检测药物作用的实验，如药物对运动能力的影响，体内某种物质缺乏对运动能力的影响，心脑血管药物对运动能力的影响等。

（王玉良）

七、膜片钳放大器及膜片钳技术

1976 年 Neher 和 Sakmann 建立了膜片钳（patch clamp）技术。它是在电压钳技术基础上，以记录离子电流来研究细胞膜上单个或多个离子通道分子活动的新技术。膜片钳技术可用一根玻璃微电极同时完成膜片（或全细胞）电位的监测、钳制及通道电流的记录。随着该技术的逐渐完善及应用，已成为目前从功能角度探讨各种生理、病理生理及药物作用机制直接、理想的研究方法，也为多学科探讨生命活动规律、疾病与转归机制及药物作用等细胞和分子水平的研究开辟了广泛前景。这一重大贡献使 Neher 和 Sakmann 获得了 1991 年诺贝尔生理学或医学奖。

膜片钳技术是用尖端直径 $1 \sim 2 \mu m$ 的玻璃微电极与经蛋白酶处理干净的细胞膜接触，在电极刚接触细胞膜时，其封接阻抗不到 $50 M\Omega$，必须对电极内施加 $20 \sim 30 cm\ H_2O$ 的负压吸引形成电极尖端与细胞膜形成高阻封接（$10 \sim 100 G\Omega$），使电极尖端下的小块膜片与膜的其他部分在电学上绝缘，并在此基础上固定膜片电位，监测几个 μm^2 膜片上 $1 \sim 3$ 个离子通道活动的方法。

膜片钳放大器的主要电路是由高增益集成运算放大器 FBA 和反馈电阻 R_f 组成的一个高度敏感的电流-电压转换器（图 1-3-7）。微电极内的银丝与 FBA 负相输入相连，而指令电位（V_c）与正相输入相连。FBA 的输出一方面可供膜电位监测，另一方面经反馈电阻 R_f 向电极内注入电流 I_p，从而实现对细胞膜片按指令电压 V_c 进行钳压，故称膜片钳。电流-电压转换器是放大器的核心部分之一，此外尚有频响、瞬时补偿及钳位放大器等部件组成。膜片钳实验系统主要包括膜片钳放大器和接口、显微镜和视频监视器以及防震台和屏蔽罩等。

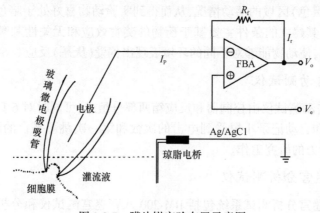

图 1-3-7　膜片钳实验布置示意图

根据研究需要及记录膜片的不同,膜片钳记录可形成细胞贴附式、内面向外式、外面向外式及全细胞记录式四种基本模式(图 1-3-8)。

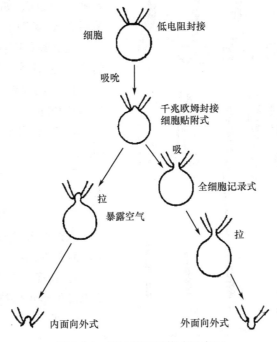

图 1-3-8　膜片钳记录模式示意图

随着膜片钳技术的应用,人们获得了大量离子通道信息并用其解释各种生命现象的本质,使电生理学研究深入到细胞分子水平。但是从功能学角度,常规膜片钳记录的离体单细胞(急性分离或培养细胞)离子通道的改变有其局限性,不能完全代表整体情况下的活动水平。因此,在上述基本记录模式的基础上,根据研究需要提出了多种改良模式,如穿孔膜片钳记录、脑片膜片钳记录、盲膜片钳记录等。

(王玉良)

第三节　动物实验常用手术器械

动物实验的手术器械可根据实验对象不同有不同组合,但最常用的有以下几种(图 1-3-9)。

(一) 蛙类动物手术器械

1. 剪刀

(1) 普通剪(粗剪刀):用于剪粗硬或坚韧的组织,如骨骼及皮肤。

(2) 手术剪:可分为直、弯两种或圆头、尖头剪刀。圆头剪为组织剪,适用于分开剥离和剪开、剪断软组织;尖头为线剪,用于剪线、引流物、敷料等。持剪方法,见图 1-3-10。

(3) 眼科剪(细剪刀):有直、弯两种,用于剪薄细软组织,如心包膜、血管及神经等。

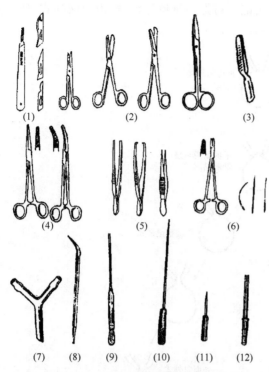

图 1-3-9 动物实验的常用手术器械

（1）手术刀；（2）剪刀；（3）动脉夹；（4）止血钳；（5）镊子；（6）持针器与缝合针；（7）气管插管；（8）玻璃分针；（9）膀胱插管；（10）金属探针；（11）蛙钉；（12）铜锌弓

2. 镊子

（1）手术镊：手术过程中用于夹持各种大块组织，如骨骼、肌肉和皮肤等。执镊方法，见图 1-3-10。

（2）眼科镊：用于夹持细小组织，如筋膜、小血管等。切忌剪肌肉或皮肤。

3. 金属探针 用于破坏蛙类动物的脑和脊髓。

4. 玻璃分针 用于分离血管和神经。

5. 锌铜弓 用于检查神经肌肉标本的兴奋性。

6. 蛙心夹 用于夹住蟾蜍心尖，另一端通过细丝线连接张力换能器，以描记心脏舒缩曲线。

7. 滴管 用于滴加各种液体液，使手术部位组织保持湿润。

8. 手术线 用于肌肉组织标本的结扎等。

9. 蛙板 分为木制蛙板和白瓷砖。为蟾蜍解剖台或神经-肌肉标本的制作台。

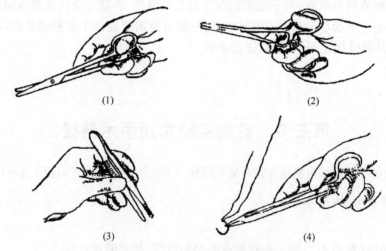

图 1-3-10 常用手术器械使用方法

（1）正确持手术剪；（2）正确持止血钳；（3）正确持镊；（4）正确用持针器夹缝针

（二）哺乳类动物手术器械

1. 手术刀 由刀柄和刀片组成。用于切开皮肤或内脏器官。使用时注意刀刃不要碰撞坚硬物。持手术刀的姿势有持弓式、指压式、执笔式、反挑式、握拳式等，如图 1-3-11 所示。

2. 镊子

（1）有齿镊（外科镊）：尖端有齿，夹持组织不易滑脱，但损伤较大。

（2）无齿镊（解剖镊）：尖端无齿而且较尖，对组织损伤较小。用于夹持血管、神经和黏膜等较脆弱的组织。

（3）虹膜镊：有直、弯两种，用于夹持和分离精细组织，如筋膜或小血管。

3. 止血钳

（1）直止血钳：用以钳夹浅层组织出血点或协助拔针，分离皮下组织和肌肉等。

（2）弯止血钳：用以钳夹深部组织或体腔内的出血点及血管。

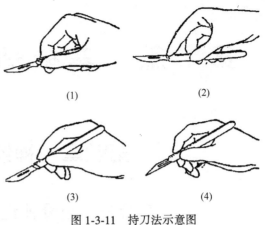

图 1-3-11　持刀法示意图
（1）持弓式；（2）指压式；（3）执笔式；（4）反挑式

（3）蚊式止血钳：用于脏器和颜面等精细手术的止血，以及分离小血管和神经周围组织的结缔组织，切勿钳夹大块组织。

（4）有齿止血钳：由于夹持较厚或易滑脱的组织内的血管出血，如肌肉、肠壁等，不能用于皮下止血。

4. 持针器　持针器是专门钳夹缝合针的一种器械，其结构、分类及使用方法与止血钳相同。持针器头要比相同大小的止血钳短而粗，此特点可与止血钳区分。

5. 缝合针　有圆针和角针两种，每种又有大、中、小多种类型。圆针的边缘呈圆钝样，用于缝合组织；角针边缘锋利，仅用于缝合皮肤组织。在使用时应与持针器合用。

6. 咬骨钳　用以打开颅腔和骨髓腔时咬切骨质。

7. 动脉夹　有直、弯两种，用于夹闭动脉，阻断动脉血流。

8. 动脉插管　为玻璃或塑料制品，插入动脉管腔内，用以记录动脉血压。

9. 气管插管　为金属或玻璃制作的"Y"形或"T"形三通管。急性动物实验时，一端插入气管内，以保证动物呼吸道通畅。

10. 膀胱插管　为玻璃制品，用以插入膀胱或输尿管内，记录尿量。

11. 三通阀　为金属或塑料制品，用于连接压力换能器，便于给药、输液和记录动脉血压。

（李文涛　王玉良）

第二篇　基础性和综合性实验

第四章　神经-肌肉系统

实验一　坐骨神经腓肠肌标本制备

【实验目的】

学习两栖类动物神经-肌肉标本的基本制作技术,掌握蛙或蟾蜍坐骨神经腓肠肌标本的制备方法。

【实验原理】

两栖类动物的神经肌肉组织,离体后只要具有适宜的环境,仍可保持良好的兴奋性、传导性等,故生理学常用其研究兴奋性、刺激、反应等最基本的生命现象。该标本的制备,也成为生理学实验的基本操作技术。

【实验对象】

蛙或蟾蜍。

【实验器材】

蛙类手术器械1套(粗剪刀、组织剪刀、眼科剪刀各1把,大小镊子各1把,金属探针1根,玻璃分针两根),小玻璃板、软木蛙板各1块,小烧杯1个,丝线,铜锌弓,任氏液100ml。

【实验方法与步骤】

1. 破坏脑脊髓　取蟾蜍1只,自来水冲洗干净。左手握住蟾蜍,用食指压住头前端、拇指按压背部,使头前俯。右手持探针在头后缘枕骨大孔处,将探针垂直插入皮肤,再将针折向前方插入颅腔并左右移动捣毁脑组织;然后将探针退出至枕骨大孔处,将针尖向后,插入椎管捣毁脊髓。待四肢肌肉僵直消失,肌肉松弛,无自发运动,即表示脑、脊髓已完全破坏。如图2-4-1所示。

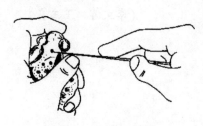

图2-4-1　破坏蟾蜍脑脊髓

2. 剪去躯干上部及内脏　在骶髂关节水平以上1cm处用粗剪刀剪断脊柱,将其头、前肢和内脏一并弃去,仅保留一部分腰背部脊柱及后肢。在腹侧脊柱的两旁可见到坐骨神经(图2-4-2)。

3. 剥皮及分离两腿　左手用大镊子捏住脊柱断端,右手捏住断端皮肤边缘,向下剥掉全部后肢皮肤,在正中线用粗剪刀将脊柱纵向分为两半,并从耻骨联合中央剪开,将两侧后肢放在盛有任氏液的小烧杯内备用。将手及用过的器械用自来水冲洗(图2-4-3)。

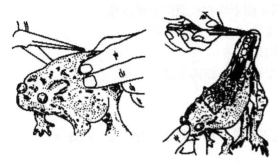

图 2-4-2　剪除躯干和内脏　　　　图 2-4-3　剥除后肢皮肤

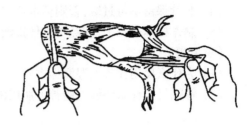

4. 游离坐骨神经　将一侧后肢背面向上用大头针固定于木质蛙板上,用左手拇、中两指固定标本两端,用玻璃分针划开梨状肌及其附近的结缔组织,循坐骨神经沟,将坐骨神经小心分离出来,并剪去坐骨神经所有的分支直至膝关节。然后用粗剪刀将与坐骨神经连接的脊柱下部多余部分剪去,但须保留小块脊柱与坐骨神经相连。用镊子夹住这小块脊柱,将坐骨神经轻轻提起,逐一剪去神经分支,游离出坐骨神经(图 2-4-4)。

5. 制备坐骨神经腓肠肌标本　在膝关节周围剪断肌腱以去掉大腿全部肌肉,并用粗剪刀将股骨刮干净,在股骨的中段剪断。再在腓肠肌的跟腱处穿线结扎,在结扎处远端剪断并游离腓肠肌至膝关节处,在膝关节以下将小腿其余部分全部剪除。用浸有任氏液的锌铜弓触及坐骨神经,如腓肠肌收缩,则表示标本的机能良好。将标本放入任氏液中。待其兴奋性稳定后再进行实验(图 2-4-5)。

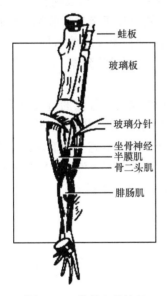

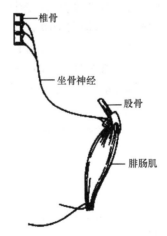

图 2-4-4　分离坐骨神经　　　　图 2-4-5　坐骨神经腓肠肌标本

【实验结果】

按以上操作步骤进行,可获得兴奋性良好的坐骨神经腓肠肌标本。用铜锌弓检测坐骨神经腓肠肌标本的兴奋性。

【注意事项】

(1) 破坏脑、脊髓要完全,以蟾蜍四肢瘫痪、松弛、无自发运动为准。

（2）剥皮后须洗手、刷器械，以免污染标本而影响神经肌肉的兴奋性。

（3）分离神经须用玻璃分针，不可用金属器械，以免伤及标本。

（4）股骨保留不可过短，否则标本不好固定。

（5）制作标本过程中，应经常用任氏液湿润标本，以防干燥。

【思考题】

（1）为什么要用任氏液湿润标本？

（2）锌铜弓为什么能够检验神经肌肉的兴奋性？用电刺激可否检测其兴奋性？

（唐可欣）

实验二　刺激强度和频率与骨骼肌收缩的关系

【实验目的】

观察不同的刺激强度和频率与骨骼肌收缩形式之间的关系；熟练制备坐骨神经腓肠肌标本；学习 BL-420E 生物机能实验系统的使用。理解骨骼肌的收缩原理，阈刺激、阈下刺激、阈上刺激、最大刺激强度的概念，不完全强直收缩和完全强直收缩形成的机制。

【实验原理】

活的组织细胞具有兴奋性，阈值是衡量组织兴奋性大小的客观指标之一。腓肠肌由许多肌纤维组成，各肌纤维兴奋性不尽相同，支配这些肌纤维的运动神经纤维的兴奋性也不尽相同。在实验中，固定刺激持续时间和时间-强度变化率，而只改变刺激强度时，以单个电刺激直接或通过刺激神经间接刺激腓肠肌时，刚刚能引起肌肉发生收缩反应的刺激强度称为阈强度，刚刚达到阈强度的刺激称为阈刺激。随着刺激强度的增加，肌肉收缩反应相应地逐渐增强。强度超过阈值的刺激称为阈上刺激。当刺激达到某一强度时，肌肉发生最大收缩反应，此时的刺激称为最大刺激。

肌肉受到一次短促的刺激时，引起的一次机械性收缩和舒张的过程称为单收缩。当给肌肉适当强度的连续电刺激时，如在前一次收缩的舒张期结束前又开始新的收缩，发生单收缩的复合，多个单收缩复合的收缩曲线呈锯齿状，称为不完全强直收缩。若刺激频率增加到临界融合频率，使肌肉在前一次收缩期内就开始了新的收缩，肌肉收缩完全融合，形成持续收缩状态，其收缩幅度较单收缩大得多，称为完全强直收缩。

【实验对象】

蛙或蟾蜍。

【实验器材】

蛙类手术器械、BL-420E 生物机能实验系统、电刺激器、肌槽、任氏液 100ml。

【实验方法与步骤】

（1）制备坐骨神经腓肠肌标本，固定于肌槽内。

（2）连接实验仪器装置。如图 2-4-6。

1）在 1 通道接口上安装好张力换能器，并与标本相连。

2）选择"实验项目"菜单，找出实验模块。

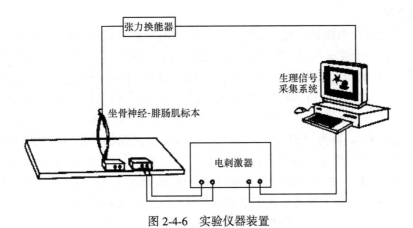

图 2-4-6　实验仪器装置

（3）不同强度单个刺激坐骨神经腓肠肌标本的坐骨神经干,观察骨骼肌收缩幅度。逐步增大刺激强度,找出阈下刺激、阈刺激、阈上刺激和最大刺激,观察分析刺激强度与骨骼肌收缩反应之间的关系。

（4）不同频率连续刺激坐骨神经腓肠肌标本的坐骨神经干,观察骨骼肌收缩形式。观察分析刺激频率与骨骼肌收缩形式之间的关系。

【实验结果】

（1）记录刺激强度与收缩曲线实验结果,标记阈强度、最大刺激强度。

（2）记录刺激频率与骨骼肌收缩形式的实验结果,标记单收缩、不完全强直收缩、完全强直收缩的频率。

【注意事项】

（1）注意防止蟾酥溅入眼内。

（2）标本制成后放入任氏液内浸泡数分钟,使标本兴奋性稳定。

（3）每次连续刺激一般不要超过 5s,以防标本疲劳。

【思考题】

（1）为何神经肌肉标本中肌肉收缩在一定范围内随刺激强度的增加而增强?

（2）简述刺激坐骨神经引起腓肠肌收缩的过程。

（3）肌肉收缩反应的形式有几种? 何为肌肉收缩的临界融合频率?

（4）为什么长时间连续刺激坐骨神经,腓肠肌收缩幅度减弱(疲劳)?

（唐可欣）

实验三　神经干动作电位引导及其传导速度和不应期的测定

【实验目的】

学习离体神经干动作电位的记录方法和神经干动作电位传导速度的测定方法;熟悉蟾蜍或蛙坐骨神经动作电位的基本波形,并通过不应期的测定了解神经组织在一次兴奋后,其兴奋性的周期性变化。

【实验原理】

（1）神经干动作电位是神经兴奋的标志。当神经受到有效刺激时，在刺激电极负极下的神经纤维膜内外产生去极化，当去极化达到阈电位时，膜产生一次在神经纤维上可传导的快速电位反转，此即为动作电位（action potential, AP）。神经纤维膜外，兴奋部位膜外电位相对静息部位呈负电性质，当神经冲动通过以后，膜外电位又恢复到静息时水平。如果两个引导电极置于兴奋性正常的神经干表面，兴奋波先后通过两个电极处，便引导出两个方向相反的电位波形，称为双相 AP。如果两个引导电极之间的神经纤维完全损伤，兴奋波（AP）只通过第一个引导电极，不能传至第二个引导电极，则只能引导出一个方向的电位偏转波形，称为单相 AP。神经干由许多神经纤维组成，故神经干 AP 与单根神经纤维的 AP 不同，神经干 AP 是由许多不同直径和类型的神经纤维 AP 叠加而成的综合性电位变化，称复合 AP，神经干 AP 幅度在一定范围内可随刺激强度的变化而变化。

（2）AP 在神经干上传导有一定的速度。不同类型的神经纤维传导速度不同，神经纤维越粗则传导速度越快，在显示器上测量 AP 传导一定距离所耗费的时间，便可计算出兴奋的传导速度。

（3）神经组织在接受一次刺激产生兴奋后，其兴奋性将会发生规律性的变化，依次经过绝对不应期（有效不应期）、相对不应期、超常期和低常期，然后回到正常水平。采用两次脉冲，通过调节两次脉冲间隔，可测得坐骨神经的有效不应期和相对不应期。

【实验对象】

蟾蜍或蛙。

【实验器材】

BL-420E 生物机能实验系统、神经屏蔽盒、蛙类手术器械、两脚规、直尺、$1 \sim 3 mol/L$ KCl 溶液、任氏液。

【实验方法与步骤】

1. 坐骨神经干标本的制备　坐骨神经干标本的制备同实验一。但当坐骨神经游离至膝关节处时，再向下继续剥离，在腓肠肌两侧肌沟内找到胫神经和腓神经，剪断其中任何一支，分离留下的一支直至足趾，用线结扎，在结扎的远端离断。只保留坐骨神经，其他组织全部弃去，将分离好的坐骨神经置于任氏液中备用。

2. 实验装置连接

（1）在 1 通道的输入接口上连接好引导电极。

（2）选择"实验项目"菜单，找到"实验模块"。

3. 神经标本的放置　将已制备好的坐骨神经标本置于神经屏蔽盒的电极上。神经的粗端（中枢端）放在刺激电极侧，细端（外周端）放在记录电极侧。

4. 观察项目

（1）双相 AP：在屏幕上可看到跟着伪迹之后有一个双相 AP，注意此 AP 第一相和第二相的方向、两者波形和幅值是否对称。

（2）单相 AP：上述刺激及记录条件不变。用一大块浸有高浓度（$1 \sim 3 mol/L$）KCl 的滤纸片贴附在记录电极 r1 与 r2 处或夹伤 r1、r2 之间的神经。刺激神经标本，可见到 AP 的第二相逐渐减小，以致完全消失，呈现单相 AP。观察其波形、幅值和时程。

（3）刺激强度与复合 AP 幅值的关系：将刺激强度从零开始逐渐加大，直至在屏幕上刚好可以见到一个 AP，记下此时的刺激强度即阈强度，这一强度的刺激即这一神经标本的阈刺激。然后再逐渐增大刺激强度观察 AP 的幅值是否随着刺激强度的递增而加大。

（4）测定神经干 AP 的传导速度：测量出刺激电极与记录电极的距离，并读出屏幕上刺激伪迹至 AP 起始的时间。或者测量两个 AP 波峰间的时间差，并读出两对引导电极之间的距离。计算出传导速度。

（5）不应期的测定：用单刺激引导出 AP，找出最大刺激强度。然后以最大刺激强度输出双脉冲刺激神经并调节第二个脉冲的时间间隔分别观察绝对不应期和相对不应期。

【实验结果】

（1）单相 AP 与双相 AP：记录单相和双相 AP 图形；标出刺激伪迹，分析单相和双相 AP 的差异和原因。

（2）观察不同刺激强度与复合 AP 幅值的关系。

（3）测量刺激电极与记录电极的距离和刺激伪迹至 AP 起始的时间（潜伏期），计算神经干 AP 传导速度。

（4）不应期的测定：以最大刺激强度输出双脉冲刺激神经干，在双脉冲之间的时间间隔较大时，先后出现两个幅值相等的 AP。以后逐渐缩短两个刺激的时间间隔，可看到第一个 AP 的幅值始终不变，第二个 AP 逐渐向第一个 AP 靠拢，其幅值越来越小，直至完全消失；当第二个 AP 消失时，两个刺激脉冲之间的时间间隔相当于不应期。记录神经干 AP 的不应期。

【注意事项】

（1）制作坐骨神经干标本中，要经常用任氏液湿润神经。记录前神经要在任氏液中浸泡数分钟。

（2）神经屏蔽盒在使用前需用任氏液棉球轻轻擦拭盒内的记录电极，以去除表面的氧化物。并在盒底放置一湿纱布条，以保持盒内湿度，防止标本干燥。

（3）神经应与每一电极密切接触，神经干的两端也不能接触神经屏蔽盒。

【思考题】

（1）神经干动作电位单相和双相产生的机制是什么？

（2）刺激强度改变时，神经干动作电位的幅度有何改变？为什么？

（3）神经组织在一次兴奋过程中兴奋性的周期性变化是什么？

（4）什么是刺激伪迹？为什么可作为电刺激开始时间的标志？

（唐可欣）

实验四　减压神经放电、膈神经放电活动的记录与分析

一、减压神经放电活动的记录与分析

【实验目的】

学习同步记录神经放电和动脉血压的方法。观察动脉血压变化与减压神经冲动发放频率的关系，理解减压反射的生理意义。

【实验原理】

减压反射是维持血压稳定的最重要反射。当血压升高或降低时，压力感受器的传入冲

动也随之增多或减少,反射则相应增强或减弱。家兔主动脉弓压力感受器的传入神经在颈部自成一束,称为主动脉神经或减压神经,可单独引导其放电(减压神经干群集放电)。本实验通过从减压神经引导的神经放电和动脉血压变化比较,加强对减压反射的理解。

【实验对象】

家兔,体重 2.0~3.0kg,雌雄不拘。

【实验器材】

兔手术台、哺乳类动物手术器械、动脉插管、动脉夹、注射器(20ml、5ml、1ml)、压力换能器、神经放电引导电极、万能支架、保护电极、25% 氨基甲酸乙酯、肝素(8U/ml)、肾上腺素(1:10 000)、乙酰胆碱(1:10 000)、利血平、生理盐水。

【实验方法与步骤】

(1)麻醉固定:动物称重,用25%氨基甲酸乙酯液 4ml/kg 麻醉后,将家兔仰卧固定于手术台。

(2)手术操作

1)切开颈正中皮肤 5~6cm,分离皮下组织。分离出气管,插好气管插管。分离双侧颈总动脉、迷走神经、减压神经,各穿线备用。尽量将减压神经剥干净,不要附着血管或其他组织。

2)记录动脉血压:左侧颈总动脉插入动脉插管、固定,连接压力换能器记录动脉血压。

3)记录减压神经放电:用玻璃分针轻轻地把减压神经放到引导电极上,在电极和周围组织之间衬一片用石蜡油浸过的滤纸片,以防电极和周围的组织接触。注意神经不可用力牵拉,地线接在动物颈部皮肤切口处。

4)仪器调试:打开 BL-420E 实验系统,找到实验模块。音箱输入线插入监听插孔。

(3)依次观察不同处理因素(表 2-4-1)对家兔动脉血压和减压神经放电的影响。

【实验结果】

(1)记录减压神经放电图形,观察减压神经放电的频率和幅度与血压的关系,描述通过扬声器听到的减压神经放电声音。

(2)观察各种因素对家兔动脉血压和减压神经放电的影响,实验效应计入表 2-4-1。

表 2-4-1 各种因素对家兔动脉血压和减压神经放电的影响

处理因素	动脉血压	减压神经放电	备注
牵拉颈总动脉离心端(或压迫颈动脉窦)			
夹闭另一侧颈总动脉			
静脉注射肾上腺素 0.3ml			
静脉注射乙酰胆碱 0.3ml			
静脉注射利血平 2mg			

【注意事项】

(1)不要过分牵拉减压神经,注意保持神经湿润。

(2)注意神经和引导电极之间良好接触。

(3)仪器和动物良好接地。

(4)如果神经放电低,可将电极向外周端移动。

【思考题】

（1）支配心脏的神经有哪些？各有什么作用？

（2）在减压神经放电与分析实验中，为什么常用家兔进行？

（3）减压神经放电与动脉血压有何关系？为什么每一簇群集放电的波形呈三角形、幅度先大后小？

（4）为什么减压神经群集放电的节律与心率同步？

（5）注射乙酰胆碱和肾上腺素后，减压神经放电有什么变化？为什么？

二、膈神经放电活动的记录与分析

【实验目的】

同步记录呼吸运动和膈神经放电，分析两者之间的关系，加深对呼吸节律来源的认识。

【实验原理】

正常的节律性呼吸运动来自呼吸中枢。呼吸中枢的活动通过传出神经膈神经和肋间神经引起膈肌和肋间肌的收缩。膈神经在颈部位置表浅，易于分离，用引导电极引导膈神经动作电位发放（或记录膈肌放电），可作为呼吸运动的指标。

【实验对象】

家兔，体重 2.0~3.0kg，雌雄不拘。

【实验器材】

兔手术台、哺乳类手术器械、神经放电引导电极、万能支架、注射器（20ml、5ml）、25%氨基甲酸乙酯、生理盐水、装入球胆的 CO_2、尼可刹米等。

【实验方法与步骤】

（1）麻醉固定：称重，用25%氨基甲酸乙酯液 4ml/kg 耳缘静脉注射麻醉后，将家兔背位固定于手术台上。

（2）手术操作

1）在颈部剪毛，沿颈正中线切开皮肤 5~6cm，分离皮下组织，暴露气管，插好气管插管。分离出两侧迷走神经，穿线备用。

2）分离膈神经：在一侧颈部的胸锁乳突肌和颈外静脉之间向深处分离直到脊柱肌，可见脊柱外侧粗大横行的臂丛神经，在颈椎旁的肌肉上可见一细的垂直下行的神经分支，在较粗大的臂丛神经的内侧横过并与之交叉，与气管平行进入胸腔。用玻璃分针将膈神经分离约 2cm，穿线备用。

（3）仪器调试：将膈神经放置于悬空的引导电极上，输入 1 通道，将颈部一侧皮肤接地。音箱输入线插入监听插孔。打开 BL-420E 生物机能实验系统。找到实验项目，选择膈神经放电实验模块。

（4）静脉注射尼可刹米 1ml（50mg），记录呼吸运动、膈神经放电的频率和幅度等变化。

（5）可将"呼吸运动的调节"实验中的项目逐一进行观察。

【实验结果】

（1）记录膈神经放电的群集性放电图形，观察其放电频率和幅度与呼吸运动的关系，描述通过扬声器听到的神经放电声音。

（2）观察尼可刹米等各种因素对家兔呼吸运动和膈神经放电的影响，实验效应可参照

"减压神经放电与分析"实验的格式记录。

【注意事项】

（1）分离膈神经动作要轻柔，不能损伤神经，分离要干净。

（2）引导电极尽量放在膈神经外周端，以便信号不好时向中枢端移动。

（3）若膈神经放电记录不成功，可改记录膈肌放电。用两个注射针头沿肋缘刺入膈肌，注意不要穿透刺破肺脏。用生物电引导电极记录膈肌放电（打开生物信号记录分析系统后，通道选择的实验项目为："肌电"，其余操作如膈神经放电）。

【思考题】

（1）膈神经和迷走神经在呼吸运动的调节中各有何作用？

（2）膈神经放电与呼吸运动有何关系？为什么家兔平静呼吸时膈神经的簇状群集放电之间有沉默期（呼气相无放电期）？

（3）为什么每一簇群集放电的幅度变化是先小后大？

（唐可欣）

实验五　反射时的测定及反射弧分析

一、反射时的测定

【实验目的】

学习测定反射时的方法，了解刺激强度与反射时的关系。

【实验原理】

反射是指在中枢神经系统参与下，机体对内外环境刺激规律性应答。从刺激开始到反射效应活动出现，其间所经历的时间称为反射时。反射时与刺激强度有关，在一定的刺激强度范围内，刺激愈强，反射时愈短。

【实验对象】

蛙或蟾蜍。

【实验器材】

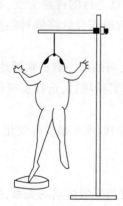

图 2-4-7　反射时测定与反射弧分析实验装置

BL-420E 生物机能实验系统，蛙类手术器械，蛙板、铁支架、烧杯、培养皿、棉花、纱布，0.01mol/L、0.03mol/L、0.05mol/L 的硫酸溶液。

【实验方法与步骤】

（1）制备脊蟾蜍：用纱布紧裹蟾蜍的上下肢及躯干，只露头部，然后用剪刀沿鼓膜后缘剪去头颅，保留下颌，即成脊蟾蜍。

（2）用夹子夹住下颌，将脊蟾蜍悬挂在铁支架上（图 2-4-7）。

（3）将蟾蜍任一后肢的足尖浸入 0.01mol/L 硫酸溶液中，并用秒表（或手表）记录从浸入时起至腿发生屈曲时所需要的时间。然后迅速洗去蟾蜍足趾尖皮肤上的残存硫酸，并用纱布擦干足趾上的水渍。重复测定 3 次，每次测定后休息 3min，求得平均值，即为反射时。

（4）同法测定 0.03mol/L、0.05mol/L 硫酸溶液刺激足趾尖的屈腿反射时。

【实验结果】

见表 2-4-2。

表 2-4-2 不同浓度硫酸对反射时的影响（s）

	0.01mol/l H_2SO_4 液	0.03mol/l H_2SO_4 液	0.05mol/l H_2SO_4 液
第一次			
第二次			
第三次			
平均值			

【注意事项】

（1）蟾蜍去颅后需及时用棉花压迫断面，以减少出血。切忌用自来水冲洗断面血液，以防破坏脊髓组织的内环境而降低其兴奋性。

（2）蟾蜍足趾浸入硫酸溶液中进行刺激时，溶液的浓度要由低到高。

（3）每次浸入硫酸应限于足趾尖，每次浸入范围应相同，且勿浸入太深或太浅。

【思考题】

（1）观察脊髓休克期的表现及恢复时间。

（2）分析刺激强度与反射时成反变关系的机制。

二、反射弧的分析

【实验目的】

分析反射弧的组成部分，探讨反射弧的完整性与反射活动的关系。

【实验原理】

在中枢神经系统参与下，机体对刺激所引起的反应称为反射。反射活动的结构基础是反射弧。它包括五个组成部分：感受器、传入神经、神经中枢、传出神经和效应器。如果反射弧的任一部分受到破坏（结构或功能），反射活动均不出现。

【实验对象】

蛙或蟾蜍。

【实验器材】

BL-420E 生物机能实验系统，蛙类手术器械，蛙板、铁支架、烧杯、培养皿、棉花、纱布，0.05mol/L 的硫酸。

【实验方法与步骤】

（1）制备脊蟾蜍。

（2）用培养皿装 0.05mol/L 硫酸溶液，将蟾蜍左侧后肢的脚趾尖浸入硫酸溶液中，观察脊蟾蜍反应。

（3）剥去左后肢踝关节以下皮肤，重复步骤（2），观察脊蟾蜍反应。

（4）将右侧后肢的脚趾尖浸入 0.05mol/L 硫酸溶液，观察脊蟾蜍反应。

（5）在右侧大腿的背面剪开皮肤，分离肌肉，找出坐骨神经，结扎后剪断。重复步骤（4），观察脊蟾蜍反应。

（6）以适当强度的连续电刺激分别刺激坐骨神经中枢端和外周端,观察同侧及对侧后肢有何反应。

（7）破坏蟾蜍脊髓,再将左后趾或右后趾浸入 0.05mol/L 硫酸溶液,观察脊蟾蜍反应。

（8）直接电刺激腓肠肌,观察其反应如何。

【实验结果】

见表 2-4-3。

表 2-4-3　各种实验条件对脊蟾蜍反射活动的影响

序号	观察项目	实验结果
1	硫酸溶液刺激左后肢脚趾	
2	剥去左后肢踝关节以下皮肤,重复序号 1 步骤	
3	硫酸溶液刺激右后肢脚趾	
4	结扎并剪断右侧坐骨神经,重复序号 3 步骤	
5	电刺激右侧坐骨神经中枢端	
6	电刺激右侧坐骨神经外周端	
7	捣毁脊髓,用硫酸溶液分别刺激左、右后肢脚趾	
8	电刺激右侧腓肠肌	

【注意事项】

（1）浸入硫酸部分仅限于趾尖,不要浸入太多且每次深度要一致。

（2）每次硫酸溶液浸脚趾出现效应后,立即用清水洗去皮肤上的硫酸溶液,并且用纱布擦干。

（3）剥离皮肤要尽量干净,以免影响结果。

【思考题】

（1）本实验中屈肌反射的反射弧包括哪些具体部分?

（2）本实验项目中若将硫酸刺激改为电刺激,实验效果如何? 为什么?

（王凤斌　颜　红）

实验六　大脑皮层运动功能定位

【实验目的】

学习暴露动物大脑皮层方法,观察电刺激大脑皮层运动区的躯体运动效应,理解皮层运动区机能定位的概念以及皮层运动区对躯体运动的调节作用特征。

【实验原理】

动物和人的躯体运动受大脑皮层支配,在大脑皮层运动区有精细的功能定位。电刺激大脑皮层运动区不同部位,能够引起躯体特定的肌肉发生短促的收缩。这些皮层部位呈秩序排列,特别在人和高等动物的中央前回最为明显,称为皮层运动区机能定位或运动的躯体定位结构。在较低级的哺乳动物如兔、大鼠,其大脑皮层运动区机能定位已初步形成。当电刺激兔一侧大脑皮层的某一部位时,可见到对侧某处的骨骼肌发生反应。如刺激较前方的部位,一般引起头面部的肌肉运动;刺激较后方的部位,一般引起前肢、后肢或尾部的肌肉运动。但家兔大脑皮层比较光滑,几乎没有沟回,皮层运动区与感觉区分化程度很差,两者基本重合在一起,统称为感觉运动区,准确定位比较困难。

【实验对象】

家兔,体重 2.0~3.0kg,雌雄不拘。

【实验器材】

BL-420E 生物机能实验系统,哺乳类动物手术器械、电动小骨钻、小咬骨钳、纱布、缝合线、25%氨基甲酸乙酯、骨蜡、液状石蜡、生理盐水等。

【实验方法与步骤】

(1) 动物麻醉:25%氨基甲酸乙酯液按 3.3ml/kg(麻醉不宜过深,以免影响实验效果),从兔耳缘静脉缓慢注入,注射过程中注意观察动物肌张力、呼吸频率及角膜反射的变化。

(2) 开颅手术:将动物俯卧位固定在手术台上,把头固定于在头架上,剪去头部的毛。从眉间至枕部沿矢状线切开皮肤,暴露骨膜,用刀柄向两侧剥离肌肉并刮去颅顶骨膜,显露头骨骨性标志,辨认出矢状缝和冠状缝(图 2-4-8)。

将颅骨钻接通电源,在冠状缝后、矢状缝旁开 0.5cm 处缓慢钻孔,注意钻孔时不要伤及矢状缝骨质,以免损伤矢状窦引起大出血。用小咬骨钳扩大创面,暴露一侧大脑上侧面,勿伤及矢状窦和硬脑膜,出血时用骨蜡止血。用小镊子夹起硬脑膜,仔细剪去,暴露出大脑皮层,滴上少量温热液状石蜡,以防皮层干燥。术毕放松动物的头及四肢,以便观察躯体运动效应。

(3) 观察刺激皮层的效应:逐点依次刺激大脑皮层不同区域,观察躯体运动效应,并将结果标记在兔大脑半球侧面观的示意图上。通常刺激参数为:波宽 0.1~0.2ms,电压 10~20V,频率 20~100Hz,每次刺激持续 2~5s,每次刺激后休息约 1min。

【实验结果】

参照下图(图 2-4-9)格式画一空白图。将电刺激大脑皮层某一部位的躯体反应区(皮层代表区)标记在空白图中。

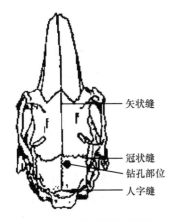

图 2-4-8　兔颅骨标志图

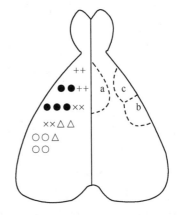

图 2-4-9　兔大脑皮层的刺激效应区

a. 中央后回;b. 脑岛区;c. 下颌运动区;+. 颜面肌和下颌运动　×. 前肢和后肢运动;△. 前肢运动;〇. 头运动;●. 下颌运动

【注意事项】

（1）动物麻醉不宜过深，以免影响实验效果。

（2）术中注意随时止血，勿伤及大脑皮层，以保持其兴奋性。

（3）选定适宜的刺激参数，刺激不宜过大。

（4）刺激电极间距要小，同时注意不要短路。

【思考题】

（1）为什么刺激大脑皮层引起的肢体运动往往有左右交叉现象？

（2）与人相比，家兔大脑皮层运动区的定位有何不同？为什么？

（3）根据实验结果，分析大脑皮层运动区有何特征？

（王凤斌　苏文霞）

实验七　兔大脑皮层诱发电位

【实验目的】

观察大脑皮层诱发电位的一般特征，了解记录大脑皮层诱发电位的方法。

【实验原理】

大脑皮层诱发电位是指感觉传入系统受到刺激时，在皮层某一局限区域所引导的时间和空间上的综合电位变化。由于大脑皮层时刻都在活动着，并产生自发脑电波，所以诱发电位经常出现在自发脑电波的背景上。鉴于自发脑电背景活动越低，诱发电位就越清楚，实验时常将动物深度麻醉，来压低自发脑电电位。同时，由于诱发电位主反应的潜伏期较恒定，并与刺激有较严格的锁-时关系，可利用生理信号处理系统的叠加技术，将隐藏于自发脑电背景和噪音中的诱发电位分离出来，称为平均诱发电位。本实验是以适当的电刺激作用于坐骨神经，在皮层的后肢体感代表区记录其诱发电位。

【实验对象】

家兔，体重 2.0~3.0kg，雌雄不拘。

【实验器材】

BL-420E 生物机能实验系统，皮层引导电极（直径 1mm 的银丝，头端呈球形）、保护刺激电极、电极操纵器、哺乳类手术器械、骨钻、骨钳、手术台、棉球、骨蜡、液状石蜡、25%氨基甲酸乙酯液及生理盐水。

【实验方法与步骤】

（1）麻醉：取家兔一只，称重，25%氨基甲酸乙酯液按 4ml/kg 耳缘静脉注射。麻醉深度以呼吸保持在 20~24 次/分为宜，此时的自发脑电较小。

（2）手术：颈部手术做气管插管。分离左侧坐骨神经，把保护刺激电极安放在坐骨神经上，并用浸有 38℃液状石蜡棉条覆盖，并将皮肤切口关闭备用。在头顶正中线切开头皮 5~7cm，暴露颅骨骨缝。在矢状缝右侧 2~10mm，人字缝前 5~10mm 处钻孔（图 2-4-10），再用骨钳扩大，勿伤及正中线血管。骨缝出血可用骨蜡封闭。用针头挑起硬脑膜，剪开，滴上 38℃液状石蜡，以保护皮层。

（3）安放电极：将银球引导电极装在电极操纵器上，电极尾端连接信号系统的信号输入线，参考电极夹在头皮切口缘上，动物接地。移动电极操纵器，使银球电极接触右侧皮层体感运动区(坐标定位:冠状缝后 3mm,矢状缝旁开 2~3mm,深度 1~2mm)。

(4) 刺激坐骨神经,同步记录皮层诱发电位。以单脉冲电刺激作用于坐骨神经触发诱发电位,刺激时逐渐增加刺激强度(以引起该侧后肢轻轻抖动为宜),并移动引导电极的位置,寻找幅度较大、波形恒定的诱发电位的区域。给坐骨神经重复脉冲刺激,在相应皮层区引导诱发电位,直到出现清晰的诱发电位为止。

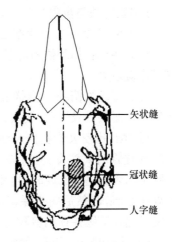

矢状缝

冠状缝

人字缝

图 2-4-10 颅骨开孔位置示意图

【实验结果】

(1) 记录家兔大脑皮层诱发电位图形,并标出刺激伪迹、主反应、后发放。

(2) 测量主反应的潜伏期,分析主反应和后发放产生的原因。

【注意事项】

(1) 仪器及动物必须接地良好,以防干扰。

(2) 皮层诱发电位对温度十分敏感,在剪开脑膜后,要经常更换温热液状蜡油。

(3) 皮层引导电极以轻触皮层为佳,不可过分压迫皮层,以免影响观察。

(4) 动物麻醉适当深些,使自发脑电波抑制,诱发电位才能明显地显示出来。

【思考题】

(1) 自发脑电与皮层诱发电位有何区别?

(2) 皮层诱发电位是怎样产生的? 躯体感觉系统的传入通路如何?

(王凤斌 颜 红)

实验八 去大脑僵直

【实验目的】

观察去大脑僵直现象,掌握开颅和横切脑干的方法。理解中枢神经系统有关部位对肌紧张的调节作用和去大脑僵直发生机制。

【实验原理】

去大脑动物是指从中脑四叠体的上、下丘之间切断脑干的动物。由于动物中枢神经系统中脑以上水平的高级中枢对肌紧张的抑制作用被阻断,而中脑以下各级中枢对肌紧张的易化作用相对加强,因此出现了伸肌紧张亢进的现象,表现为四肢僵直,头向后仰,尾向上翘的角弓反张状态,称为去大脑僵直。

【实验对象】

家兔,体重 2.0~3.0kg,雌雄不拘。

【实验器材】

哺乳类动物手术器械 1 套、咬骨钳、颅骨钻、骨蜡(或止血海绵)、气管插管、线、纱布、脱脂棉、25% 氨基甲酸乙酯液、液状蜡油。

【实验方法与步骤】

（1）麻醉：25%氨基甲酸乙酯液按 4ml/kg 耳缘静脉注射。

（2）将动物仰卧位固定于兔实验台上，颈部剪毛，气管插管，结扎两侧颈总动脉，以避免脑部出血过多。

（3）将动物俯卧位，头部抬高固定，剪去头顶的毛，沿矢状缝由两眉弓至枕部将头皮纵行切开暴露头骨及颞肌，剥离肌肉并刮去颅骨骨膜。然后用颅骨钻在顶骨两侧各钻一孔，用咬骨钳沿孔咬去骨块扩大创口，咬骨时勿伤及硬脑膜，若有出血可用骨蜡止血。接近骨中线和枕骨时要注意，应将矢状窦处的颅骨暂时保留，以免伤及静脉窦而出血。直至两侧大脑半球表面基本暴露时，再用刀柄伸入矢状窦与头骨内壁之间，于矢状窦与头骨内壁附着处小心剥离，然后钳去保留的颅骨，在矢状窦的前后两端各穿一条线并结扎之。用小镊子夹捏起硬脑膜并仔细剪开，去除硬脑膜暴露出大脑皮层，再滴上少量液状蜡油以防干燥。

（4）横切脑干：松开动物，手术者将动物头托起，右手用手术刀柄，从大脑半球后缘与小脑之间，轻轻托起大脑两半球的枕叶，暴露出中脑的四叠体（上、下丘部分）。在上、下丘之间，略向前倾斜切至颅底，将脑干完全切断，即成为去大脑动物。

（5）观察项目

1）上、下丘之间横断脑干后所出现的去大脑僵直现象。

2）出现明显僵直现象后，于下丘稍后方再次切断脑干，观察肌紧张有何改变。

【实验结果】

（1）描述家兔在上、下丘之间横断脑干后的去大脑僵直表现。

（2）描述家兔去大脑僵直后，再在下丘稍后方再次切断脑干出现什么现象。

【注意事项】

（1）切断脑干的部位不能太低，以免伤及延髓呼吸中枢引起呼吸停止。

（2）如果切断脑干的部位过高，不出现去大脑僵直现象，可将刀背稍向尾侧端倾斜再切一刀。

【思考题】

（1）何谓去大脑僵直？去大脑僵直产生的机制是什么？

（2）家兔去大脑僵直为何表现为伸肌的肌紧张增强，而不表现为屈肌的肌紧张增强？

（3）家兔去大脑僵直后，再在下丘稍后方再次切断脑干，为什么僵直现象消失？

（鲁　洪　苏文霞）

实验九　巴比妥类药物的抗惊厥作用

【实验目的】

学习电惊厥动物模型的复制方法；观察苯妥英钠和苯巴比妥的抗电惊厥作用。

【实验原理】

惊厥是由多种原因引起的中枢神经系统过度兴奋的一种症状，表现为全身骨骼肌异常的非自主性强直与阵挛性抽搐，并引起关节的运动。常见于小儿高热、癫痫大发作、子痫、破伤风和中枢兴奋药中毒等。电惊厥是筛选抗癫痫大发作药物的常用模型。在小鼠的颌面部放置电极，通过强电流对脑部进行短时间刺激，诱发癫痫样的异常放电，从而导致小鼠产生全身强直性惊厥(前肢屈曲、后肢伸直)。

常用的抗惊厥药有苯二氮䓬类、巴比妥类、水合氯醛和硫酸镁。巴比妥类药物在非麻醉剂量时主要抑制多突触反应,减弱易化,增强抑制,其主要机制是,药物作用于GABA能神经传递的突触,能够增强GABA介导的Cl^-内流,减弱谷氨酸介导的细胞除极,从而抑制异常放电,减少惊厥的发生。苯妥英钠为临床常用的抗癫痫药,主要用于癫痫局限性发作和癫痫大发作,可治疗癫痫持续状态,对失神性发作无效甚至可能诱发发作;治疗剂量时不引起镇静催眠作用。苯巴比妥为镇静催眠药,同时具有较强的抗惊厥作用;临床上主要用于治疗癫痫局限性发作、癫痫大发作、及癫痫持续状态。

【实验对象】

昆明小鼠,体重20g左右,雌雄不拘。

【实验器材】

药理生理多用仪、注射器、天平、鳄鱼夹、0.5%苯巴比妥钠溶液、0.5%苯妥英钠溶液、生理盐水、苦味酸溶液。

【实验方法与步骤】

(1) 动物筛选:首先进行药理生理多用仪设置(单次,电惊厥,8Hz,80V),然后将生理盐水湿润的鳄鱼夹一端夹住小鼠双耳间皮肤,另一端夹住小鼠下颌皮肤。开启多用仪后3~5s,小鼠出现惊厥反应时,立即停止电刺激;若未能产生强直惊厥,可将参数调整为4Hz,100V。小鼠出现惊厥反应即视为合格,每实验组筛选出9只小鼠。

(2) 实验分组:首先实验小鼠逐一称重,再按照体重由小到大(或由大到小)排序,然后根据简化随机原则分为3组(甲、乙、丙),每组3只。

(3) 给药:小鼠腹腔注射(i. p.)给药(15ml/kg),甲组给予0.5%苯巴比妥钠溶液,乙组给予0.5%苯妥英钠溶液,丙组为生理盐水对照组。分别记录给药时间。

(4) 观察:给药后30min,观察动物活动情况,并使用给药前相同刺激方案,再次进行电刺激。记录出现惊厥反应的动物数。

【实验结果】

将实验结果记入表2-4-4中,并计算惊厥率。

表2-4-4 巴比妥类药物的抗惊厥作用

组别	动物数	惊厥数	惊厥率	死亡数	死亡率
生理盐水组					
苯巴比妥钠组					
苯妥英钠组					

【注意事项】

(1) 设定引起小鼠惊厥反应的刺激电流参数时,须经过初步实验测得,以避免电刺激过大而造成动物死亡;且参数在给药前后要保持一致。

(2) 小鼠发生惊厥反应后,应该立即停止电刺激,以防止小鼠因窒息死亡。

(3) 观察指标以强直性惊厥为标志,细微震颤不计。

【思考题】

(1) 目前抗惊厥药物共有哪些种类?各种药物在临床应用上有何异同?

（2）根据用药后动物活动改变情况及电刺激后的反应，比较苯巴比妥钠与苯妥英钠作用的异同。

（韩慧蓉　张广学）

实验十　痛阈的测定与镇痛药物的筛选

【实验目的】

学习痛阈的测定方法；学会用热板法筛选镇痛药物，并比较药物的镇痛效价。

【实验原理】

各种伤害刺激如热刺激、化学刺激引起的信号可通过感觉纤维传入脊髓，最后到达大脑皮层感觉区而引起疼痛。疼痛是临床常见的症状之一，对于疼痛的观察和描述包含了痛觉、痛反应这两种基本的成分，其中，痛觉不仅存在个体差异，而且同一个体在不同条件下的痛觉也不同。为客观地对痛觉做出描述，在关于痛觉的研究中确立了一种衡量痛觉敏感性的指标，即痛觉阈值简称为痛阈。

利用一定强度的温度刺激动物躯体的某一部位能产生疼痛反应。轻度热刺激能使皮肤温度升高至 $45\sim55{}^\circ\text{C}$，产生明显痛反应，低于此范围不会产生明显痛反应，高于 $55{}^\circ\text{C}$ 则有可能引起灼伤。小鼠的足底光滑裸露，无毛，适于热刺激致痛模型。因此，将小白鼠置于预热至 $(55\pm0.5){}^\circ\text{C}$ 的金属板上，其"舔后足"现象作为出现疼痛反应的指标，通过记录并比较疼痛反应的出现时间（痛阈），可以反映镇痛药的疗效，以此来进行镇痛药物筛选。

除热刺激致痛模型外，镇痛药的其他筛选模型亦包括：机械刺激、电刺激、化学刺激等方法制备的模型。热刺激、机械刺激及电刺激致痛模型均适用于筛选麻醉性镇痛药，化学刺激致痛模型（扭体法）主要用于筛选解热镇痛药。

临床上经常使用镇痛药来减轻疼痛，镇痛药包括中枢性镇痛药和外周性镇痛药。吗啡为中枢镇痛药，属于阿片类药物，主要作用于 μ 阿片受体。水杨酸钠为外周解热镇痛药，其镇痛作用与抗炎作用密切相关。本实验通过热刺激致痛模型，比较了吗啡及水杨酸钠镇痛作用。

【实验对象】

昆明小鼠，体重 20g 左右，雌性。

【实验器材】

电热板、注射器、天平；0.1% 盐酸吗啡溶液、4% 盐酸水杨酸钠（乙酰水杨酸）溶液、苦味酸、生理盐水。

【实验方法与步骤】

（1）动物筛选：将小鼠置于预热至 $(55\pm0.5){}^\circ\text{C}$ 的金属热板上，测定其痛阈出现时间，共测定 2 次，时间间隔为 5min。痛阈出现的时间在 $10\sim30\text{s}$，视为合格。每实验小组筛选出 9 只小鼠。

（2）实验分组：先将小鼠逐一称重，按照简化随机原则分为 3 组（甲、乙、丙），每组 3 只。

（3）刺激方案：小鼠腹腔注射（i. p.）给药（15ml/kg）：甲组给予 0.1% 盐酸吗啡溶液，乙组给予 4% 盐酸水杨酸钠（乙酰水杨酸）溶液，丙组为生理盐水对照组。分别记录给药时间。

（4）观察：在给药 15min,30min,45min,60min 后分别使用热板法测定痛阈出现时间,若置于热板上 60s 内仍未出现疼痛反应,则均视为 60s。

（5）计算痛阈提高百分率：

$$痛阈提高百分率 = \frac{用药后平均痛阈时间 - 用药前平均痛阈时间}{用药前平均痛阈时间} \times 100\%$$

【实验结果】

将实验结果记入表 2-4-5 中。

表 2-4-5　吗啡与乙酰水杨酸的镇痛作用比较

组别	动物编号	用药前痛阈时间/min	用药后痛阈时间/min（痛阈提高百分率/%）			
			15min（%）	30min（%）	45min（%）	60min（%）
生理盐水组						
吗啡组						
乙酰水杨酸组						

【注意事项】

（1）实验选用雌性小鼠,因雄性小鼠遇热时阴囊松弛,易与热板接触而影响实验结果。

（2）若小鼠在热板上 60s 内仍未出现疼痛反应,亦要将其从热板上移开,以免烫伤。

（3）正常小鼠在放到热板上 10~15s 内有时出现情绪不安、举前肢、舔前足、踢后肢、跳跃等现象,但均不作为痛阈指标,只记录舔后足或抬后足并回头现象出现时间。

【思考题】

（1）吗啡的镇痛作用机制及其临床用途有哪些?

（2）中枢镇痛药物和水杨酸类药物的镇痛作用机制有哪些区别?

（韩慧蓉）

第五章　血液系统

实验一　血液凝固及其影响因素的分析

【实验目的】

通过测定不同条件下的血液凝固时间,了解某些因素对血液凝固的影响。

【实验原理】

血液凝固是由凝血因子按一定顺序相继激活而生成凝血酶,最终使血浆中的纤维蛋白原变成纤维蛋白的过程,在此过程中有多种凝血因子参与。根据凝血过程启动时激活因子来源不同,可将血液凝固分为内源性激活途径和外源性激活途径。内源性激活途径是指参与血液凝固的所有凝血因子在血浆中,外源性激活途径是指受损的组织中的组织因子进入血管后,与血管内的凝血因子共同作用而启动的激活过程。本实验采用颈动脉放血取血,血液几乎没有与组织因子接触,其凝血过程可以看作是由内源性凝血系统所发动。肺组织浸液含有丰富的组织因子,在血液中加入肺组织浸液时,可以观察外源性凝血系统的作用。血液凝固受许多因素的影响,除凝血因子直接参与血液凝固过程外,温度、接触面的光滑程度等也可影响血液凝固过程。

【实验对象】

家兔,体重 2.0~3.0kg,雌雄不拘。

【实验器材】

哺乳类动物手术器械 1 套、兔手术台、动脉夹、动脉插管(或细塑料导管)、注射器、试管、小烧杯、试管架、竹签 1 束(或小号试管刷)、秒表、棉花、冰块;25% 氨基甲酸乙酯溶液、8IU/ml 肝素、2% 草酸钾溶液、0.025mol/L 氯化钙溶液、生理盐水、液状石蜡、肺组织浸液。

【实验方法与步骤】

(1) 动物准备:家兔麻醉后,仰卧固定于兔手术台上。正中切开颈部,分离一侧颈总动脉,远心端用线结扎,近心端用动脉夹夹闭。在结扎处与动脉夹之间剪一斜形切口,向心方向插入动脉插管,用线结扎固定。需放血时开启动脉夹即可。

(2) 标记试管:试管 1 不加任何处理(对照管),试管 2 用液状石蜡润滑试管内表面,试管 3 放少许棉花,试管 4 置于有冰块的小烧杯中,试管 5 加肝素 8IU,试管 6 加草酸钾 1~2ml,试管 7 加肺组织浸液 0.1ml。

(3) 取血及测定凝血时间:开启动脉夹,每管加入兔血 2ml,即刻开始计时。每隔 15s 将各管倾斜一次,以倾斜时血液不再流动作为该管的凝血时间。如果加肝素和草酸钾的试管不出现血液凝固,可再向两管各加 0.025mol/L 氯化钙溶液 2~3 滴,观察血液是否凝固。

(4) 将剩余的血盛于小烧杯中,并不断用竹签(或小号试管刷)搅动,直至竹签(或小号试管刷)上结成红色血团,用水冲洗后观察纤维蛋白。观察经过这样处理的血液是否会发生凝固。

【实验结果】

（1）将各种条件下的凝血时间按表 2-5-1 填写，并进行比较，分析产生差异的原因。

表 2-5-1　各种条件下的凝血时间比较

试管号	处理因素	凝血时间/min
1	不加任何处理（对照管）	
2	用液状石蜡润滑试管内表面	
3	放少许棉花	
4	置于有冰块的小烧杯中	
5	加肝素 8IU	
6	加草酸钾 1~2ml	
7	加肺组织浸液 0.1ml	

（2）观察纤维蛋白原在凝血过程中的作用。

【注意事项】

（1）合理分工，记录凝血时间力求准确。

（2）实验所用试管及小烧杯应清洁干燥。

（3）每支试管的口径大小和采血量要相对一致，不可相差太大。

【思考题】

（1）分析肝素、草酸钾的抗凝血作用机制。

（2）肝素抗凝血作用的特点是什么？有何临床意义？

（鲁　洪）

实验二　ABO 血型鉴定

【实验目的】

观察红细胞凝集现象，学习 ABO 血型鉴定的方法，认识血型鉴定在输血中的重要性。

【实验原理】

血型就是红细胞膜上特异抗原（凝集原）的类型，在 ABO 血型系统中，红细胞膜上主要有 A 抗原和 B 抗原。ABO 血型鉴定是将受试者的红细胞分别加入标准 A 型血清（含有抗 B 抗体）与标准 B 型血清（含有抗 A 抗体）中，观察有无凝集现象，从而测知受试者红细胞膜上有无 A 或（和）B 抗原。在 ABO 血型系统，根据红细胞膜上是否含 A、B 抗原而分为 A、B、AB、O 四型（表 2-5-2）。

表 2-5-2　ABO 血型系统的抗原和抗体

血型	红细胞膜上的抗原	血清中的抗体
A	A	抗 B
B	B	抗 A
AB	A+B	无
O	无 A,无 B	抗 A+抗 B

正确鉴定血型是保证输血安全的基础。常规 ABO 血型的定型方法包括正向定型和反向定型。正向定型是用抗 A 与抗 B 抗体检测来检查红细胞上有无 A 或 B 抗原;反向抗体是用已知血型的红细胞检测血清中有无抗 A 或抗 B 抗体,ABO 血型的定型反应见表 2-5-3。

表 2-5-3　红细胞常规 ABO 定型

正向定型			反向定型			血型
A 型血清 (抗 B)	B 型血清 (抗 A)	O 型血清 (抗 A+抗 B)	A 型红细胞	B 型红细胞	O 型红细胞	
-	-	-	+	+	+	O
-	+	+	-	+	-	A
+	-	+	-	+	-	B
+	+	+	-	-	-	AB

注:+为发生凝集;-为不凝集

【实验对象】

人体(学生志愿者)。

【实验器材】

显微镜、采血针、双凹玻片、竹签、消毒棉签、蜡笔,标准 A 血清、标准 B 血清、生理盐水、75% 乙醇溶液、碘酒。

【实验方法与步骤】

(1) 标记玻片:取洁净玻片一块,用蜡笔在两端标明 A 及 B。

(2) 滴加血清:在玻片两端分别滴入标准 A 血清及标准 B 血清一滴。

(3) 消毒采血:用 75% 乙醇溶液消毒指尖或耳垂,用采血针刺破皮肤取血,分别滴一滴于玻片两端的血清上,用竹签两头分别混匀。

(4) 观察反应:静置 10~30min 后,先用肉眼观察有无凝集现象,如有凝集反应可见到呈红色点状或小片状凝集块浮起。肉眼不易分辨时,则在低倍显微镜下观察,如有凝集反应,可见红细胞聚集成团。

(5) 判断血型:根据有无红细胞凝集现象判断受试者血型。

【实验结果】

(1) 描述凝集反应现象。

(2) 描述血型定型过程中受试者的红细胞与血清的反应,并判断其血型。

【注意事项】

(1) 实验用具严格消毒,采血针应一人一针。

(2) 取血切勿过多,以防止在血清中形成团块,影响判断结果。

(3) 分清竹签,不要用竹签一头同时在标准 A 血清和标准 B 血清中搅拌。

【思考题】

(1) 红细胞凝集与血液凝固有何不同?

(2) 若无标准血清,已知某人血型为 A 型或 B 型,能否用来鉴定他人血型?

(鲁　洪)

实验三 药物的体外抗凝作用

【实验目的】

学习体外抗凝药物的筛选方法。比较分析肝素、双香豆素、枸橼酸钠的抗凝作用特点及其作用原理。

【实验原理】

作用于血液系统药物实验研究常用方法有体外试管法、病理模型法和体内出血和凝血时间测定法等。体外试管法在试管内观察药物对凝血时间或纤溶时间的影响,简便易行,可用于药物的初筛研究。常用的抗凝药物作用机制不同,作用特点各异,呈现体外有效,或体内有效,或二者兼有。在实验条件下,通过观察试管内血液凝固的时间初步判断药物是否具有体外抗凝作用;根据加入 $CaCl_2$ 后凝血时间的变化,初步分析药物的作用原理。

【实验对象】

家兔,体重 2.0~3.0kg,雌雄不拘。

【实验器材】

0.9%氯化钠溶液、125IU/ml 肝素溶液、0.1%双香豆素溶液、3%枸橼酸钠溶液、3%氯化钙溶液;内径 8mm 试管、试管架、10ml 注射器、37℃恒温水浴、可调加样器、秒表、酒精棉球。

【实验方法与步骤】

(1) 取内径 8mm 试管 4 支,标记 A、B、C 和 D,分别加入生理盐水、双香豆素溶液、肝素溶液和枸橼酸钠溶液,各 0.25ml。

(2) 家兔经心脏取血 4ml,迅速加入 A、B、C、D 管各 1ml,充分混匀,放入(37±0.5)℃恒温水浴中,记录时间。

(3) 每隔 30s 将试管轻轻倾斜 90°观察一次,液面不再流动为血液凝固,记录凝血时间。

(4) 15min 后,在未凝血的试管中加入 3%氯化钙溶液 0.25ml,混匀,再次观察凝血时间并记录。

【实验结果】

将实验结果记入表 2-5-4 中。

表 2-5-4 药物的体外抗凝作用

试管号	药物/0.25ml	凝血时间/min	3% $CaCl_2$	凝血时间/min
A	生理盐水			
B	0.1%双香豆素			
C	125U/ml 肝素		0.25ml	
D	4%枸橼酸钠		0.25ml	

【注意事项】

(1) 试管要求管径一致、清洁、干燥。

(2) 各种药物取量要准确,控制好水浴温度。

（3）取血时动作要快,以防凝血,血液充分混匀后立即将试管放入恒温水浴。

（4）倾斜试管时动作要轻,尽量减少血液和管壁的剧烈碰撞,以免加速血凝。血凝指标,以试管内出现血块、倾斜试管时血液不能流出为准。

【思考题】

（1）肝素、双香豆素、枸橼酸钠的抗凝作用特点及作用机制是什么?

（2）实验中加入 3% 氯化钙溶液后出现什么结果? 为什么?

（王金红）

实验四　硫酸鱼精蛋白对肝素抗凝活性的拮抗作用

【实验目的】

观察硫酸鱼精蛋白对肝素抗凝活性的拮抗作用。掌握小白鼠球后静脉取血方法。

【实验原理】

肝素为硫酸化的糖胺聚糖,呈强酸性,带大量负电荷。肝素能增强抗凝血酶Ⅲ(AT-Ⅲ)与凝血酶等凝血因子的亲和力,主要灭活Ⅱa 和Ⅹa,也灭活Ⅸa、Ⅺ、Ⅻa 和纤溶酶等,产生强大的体内体外抗凝作用。硫酸鱼精蛋白呈碱性,带有大量正电荷,在体内与肝素结合,使其失去抗凝血能力。

【实验对象】

小鼠,体重 20~25g,雌雄不拘。

【实验器材】

内径 1mm 的毛细玻管、1ml 注射器、天平、酒精棉球、鼠笼、秒表、载玻片、针头、眼科镊、小白鼠固定装置;0.0025%肝素溶液、0.0125%硫酸鱼精蛋白溶液、生理盐水。

【实验方法与步骤】

（1）毛细玻管法:①每组取小鼠 3 只,称重,按甲、乙、丙编号后,分别固定于小鼠固定器内。先用酒精棉球涂擦其尾部(也可用在其尾部加温的方法),使血管扩张后尾静脉注射给药。甲鼠注射生理盐水 0.2ml/10g,乙鼠注射 0.0025% 肝素溶液 0.2ml/10g,丙鼠注射0.0025%肝素溶液 0.2ml/10g,过 15min 后再给丙鼠注射 0.0125% 硫酸鱼精蛋白溶液0.2ml/10g。②各鼠给药 15min 后,分别用毛细玻管自小鼠一侧眼球后静脉丛取血。此后每隔30s 折断毛细玻管 0.5cm,并轻轻向左右方向拉开,检查有无出现血凝丝。计算从毛细玻管采血至出现血凝丝的时间,即为小鼠的毛细玻管法凝血时间。

（2）玻片法:毛细玻管法实验后,用眼科弯头镊子摘除小鼠另一侧眼球,迅速将 1 滴血滴于清洁干燥的玻片上,同时启动秒表计时。以后每隔 30s 就用干燥针头挑动血滴一次,直至针头能挑出纤维蛋白丝为止,所记时间即为小鼠的玻片法凝血时间。

【实验结果】

检测三组小鼠两种测定方法所得平均凝血时间,填入表 2-5-5 中。

表 2-5-5 硫酸鱼精蛋白对肝素抗凝活性的拮抗作用

组别	药物	平均凝血时间	
		玻管法	玻片法
甲	生理盐水		
乙	0.0025% 肝素		
丙	0.0025% 肝素+0.0125% 硫酸鱼精蛋白		

【注意事项】

(1) 注射药物的速度要严格控制,不要太快或太慢,力求一致,特别注射鱼精蛋白时速度宜慢。

(2) 注射鱼精蛋白与注射肝素的注射器不能相混淆,否则易出现沉淀。

(3) 血凝时间受室温影响,温度愈低血凝时间就愈长,进行本实验时室温最好在 15℃左右。

(4) 毛细玻管力求均匀一致,清洁干燥。

【思考题】

鱼精蛋白对肝素的抗凝血作用有何影响? 它们相互影响的机制是什么? 有何临床意义?

(史立宏)

实验五 阿司匹林拮抗血栓形成的作用

【实验目的】

学习动静脉旁路血栓形成实验方法,观察阿司匹林对血栓形成的拮抗作用。

【实验原理】

阿司匹林是非选择性环氧化酶(cox)抑制剂,是应用最广泛的抗血小板药物,可使血小板的环氧化酶丝氨酸位点乙酰化而灭活该酶的活性,阻碍花生四烯酸转化为前列腺素内过氧化物,因而抑制血小板生成 TXA_2,而 TXA_2 有强烈的促血小板聚集作用。另外,阿司匹林还可影响血小板颗粒内容物的释放,如 5-羟色胺、PF_4 等,并且抑制血小板的释放反应。

【实验对象】

大鼠,250～300g,雄性。

【实验器材】

大白鼠手术台、手术器械 1 套、动脉夹、聚乙烯管(外径为 1.6mm 及 1.3mm 两种)、4 号手术丝线、1ml 注射器、2ml 注射器;3% 戊巴比妥钠液、2% 阿司匹林液、肝素(50IU/ml)。

【实验方法与步骤】

(1) 每组取大白鼠 2 只,称重,按甲、乙编号。每天清晨灌胃给药,甲鼠给予阿司匹林 5ml/kg,乙鼠给予生理盐水 5ml/kg,一共给药 5 天。

(2) 末次给药 1h 后,将甲、乙两鼠各腹腔注射 3% 戊巴比妥钠(1.5ml/kg)麻醉,仰卧位固定于大白鼠手术台上,分离气管,插入一塑料套管(气管分泌物多时可通过此套管吸出),分离右颈总动脉和左颈外静脉。

（3）剪一根长约 6cm 的 4 号手术丝线，称重后放入聚乙烯管中，以肝素生理盐水溶液充满聚乙烯管，当聚乙烯管的一端插入左颈外静脉后，由聚乙烯管准确地注入肝素生理盐水(1ml/kg)抗凝，然后将聚乙烯管的另一端插入右颈总动脉。

（4）打开动脉夹后，开始计时，血液从右颈总动脉流至聚乙烯管内，返回左颈外静脉。开放血流 15min 后中断血流，迅速取出丝线称重，总重量减去丝线重即得血栓湿重。

【实验结果】

计算甲、乙两鼠所测得的血栓湿重，填入表 2-5-6 中。

表 2-5-6　阿司匹林的抗血栓形成作用

组别	药物	血栓湿重/g
甲鼠	阿司匹林	
乙鼠	生理盐水	

【注意事项】

（1）对照组和给药组动物体重要严格配对。

（2）聚乙烯管经拉细后才能插入血管，管端口径大小应严格控制。注意聚乙烯管插入血管后勿使血管扭曲。

（3）手术过程要求迅速，技术操作熟练，手术应在 15min 内完成。

（4）注意及时吸出气管分泌物，保持呼吸畅通。

【思考题】

阿司匹林对大鼠血栓的形成有何影响？它影响血栓形成的机制是什么？有何临床意义？

（毛淑梅）

实验六　缺氧及药物的预防作用

【实验目的】

掌握各种不同类型缺氧模型的复制方法，熟悉各类缺氧模型的不同症状与特征，了解复制各类缺氧模型的原理。

【实验原理】

由于机体供氧不足或组织利用氧障碍引起的机体代谢、功能、形态结构改变的病理过程称为缺氧。因氧摄入障碍而引起、以动脉血氧分压下降为特征的缺氧，称为低张性缺氧。由于血红蛋白量减少或性质改变引起的缺氧称为血液性缺氧。由于组织细胞利用氧障碍而发生的缺氧称为组织性缺氧。缺氧对机体的影响包括机体的代偿反应和损伤性变化两个方面，以哪个方面为主取决于缺氧发生的速度、程度、持续时间、范围和机体的代谢状态。

亚硝酸钠($NaNO_2$)及硫代硫酸钠($Na_2S_2O_3$)是缺氧的急救药物。亚硝酸钠是一种氧化剂，能使血红蛋白氧化成高铁血红蛋白，后者与氰酸根结合成氰化高铁血红蛋白，并使细胞色素氧化酶解脱出来，从而恢复细胞的生物氧化功能。硫代硫酸钠与氰化细胞色素氧化酶及高铁血红蛋白起反应，生成无毒的硫氰酸盐从尿中排出体外，从而使细胞色素氧化酶及高铁血红蛋白从氰化物中解离出来而被复活。

本实验通过给动物低氧环境,影响血红蛋白的带氧能力或使组织不能利用氧等方法,复制不同类型缺氧模型,并给予缺氧急救药物亚硝酸钠或硫代硫酸钠治疗,从动物的呼吸、机能状态、皮肤黏膜颜色等指标,观察各类缺氧模型的不同症状与特征,以及缺氧急救药物的作用机制。

【实验对象】

小鼠,20~25g,雌雄不拘。

【实验器材】

小鼠缺氧瓶(或100~125ml带塞锥形瓶或广口瓶)、CO发生装置、广口瓶、(5ml、2ml)刻度吸管、1ml注射器、酒精灯、剪刀、镊子。钠石灰(NaOH·CaCl$_2$)、甲酸、浓硫酸、5%亚硝酸钠液、1%亚硝酸钠液、1%亚甲蓝液、0.125%氰化钾液、10%硫代硫酸钠液、生理盐水。

【实验方法与步骤】

(1)低张性缺氧:取钠石灰少许(约5g)及小鼠一只放入缺氧瓶内。观察动物的一般情况,呼吸频率(次/10s)、深度、皮肤和口唇黏膜颜色,然后紧塞瓶塞,记录时间,以后每3min重复观察上述指标1次(如有其他变化则随时记录)直到动物死亡为止。动物尸体留待下面步骤(2)、(3)、(4)实验做完后,再依次打开其腹腔,比较血液或肝脏的颜色。

(2)一氧化碳中毒性缺氧:装好CO发生装置。将小鼠放入广口瓶中,观察其正常表现,然后与CO发生装置连接。取甲酸3ml放入试管中,加入浓硫酸2ml,塞紧(可用酒精灯加热,加速CO产生,但不可过热以至液体沸腾,因CO产生过多过快动物迅速死亡,血液颜色改变不明显)。观察指标与方法同低张性缺氧指标。

(3)亚硝酸钠中毒性缺氧:取体重相近的两只小鼠,观察正常表现后,向腹腔注入5%亚硝酸钠0.3ml,其中一只注入亚硝酸钠后,立即再向腹腔注入1%亚甲蓝溶液0.3ml,另一只再注入生理盐水0.3ml。观察指标与方法同低张性缺氧指标,比较两鼠表现及死亡时间有无差异。

(4)氰化物中毒性缺氧:取小鼠甲、乙两只称重,观察正常表现。①甲鼠腹腔注射0.125%氰化钾液0.1ml/10g,立即观察上述指标。待小鼠出现共济失调或竖尾时,立即将预先准备好的1%亚硝酸钠液(0.1ml/10g)及10%硫代硫酸钠液(0.1ml/10g)注入腹腔,继续观察上述指标。②乙鼠重复甲鼠处理步骤,观察并记录其中毒表现,不予抢救。③观察指标与方法同低张性缺氧指标。

【实验结果】

见表2-5-7。

表2-5-7 不同缺氧模型的症状与特征以及药物急救效果

类型	呼吸频率、幅度	活动度	肝脏颜色	皮肤黏膜颜色
低张性缺氧				
一氧化碳中毒				
亚硝酸钠中毒				
正常小鼠				

【注意事项】

（1）缺氧瓶要塞紧。必要时可涂少许凡士林于瓶塞外面以防漏气。

（2）观察指标时，不要受主观因素影响，并注意其演变过程。

（3）吸取硫酸、甲酸与亚甲蓝等试剂时，注意不要溅到衣服、皮肤或地面上。

（4）CO 中毒性缺氧实验完毕后，及时处理 CO 发生装置内的残留物。

（5）小鼠腹腔注射时，应稍靠左下腹，勿损伤肝脏，但也应避免将液体注入肠腔或膀胱。

【思考题】

（1）各型缺氧小鼠皮肤黏膜颜色有何区别，为什么？

（2）列表说明各型缺氧血气变化的特点有何不同。

（3）何谓发绀？与缺氧有何关系？

（4）哪些类型缺氧会出现呼吸加深加快？为什么？

（5）缺氧时心率加速的可能机制是什么？

（6）缺氧时心、脑、肺血管有何改变？为什么？

（刘江月）

第六章　循 环 系 统

实验一　离子及药物对离体蛙心活动的影响

【实验目的】

学习离体蟾蜍心脏灌流的方法,学会斯氏插管法及离体蟾蜍心脏搏动曲线的记录方法。观察各种离子及药物对离体蛙心活动的影响,理解内环境中理化因素的相对恒定对于心肌细胞进行正常生命活动的重要意义。

【实验原理】

心脏具有自动节律性,只要将离体的蛙心保持在适宜的环境中,在一定时间内仍能产生节律性兴奋和收缩活动。离体心脏用适当的灌流液进行人工灌流,若改变灌流液中的某种成分,则会影响心脏的活动。

【实验对象】

蛙或蟾蜍。

【实验器材】

BL-420E 生物机能实验系统、张力换能器、蛙类手术器械、玻璃蛙心插管、蛙心夹、试管夹、铁架台、滴管、小烧杯、丝线、双凹夹;任氏液、0.65%氯化钠溶液、2%氯化钙溶液、1%氯化钾溶液、1∶10 000 肾上腺素溶液、1∶100 000 乙酰胆碱溶液。

【实验方法与步骤】

1. 蛙心插管

(1) 暴露心脏:取一只蟾蜍,用探针破坏脑和脊髓。用小镊子夹起心包膜,沿心轴剪开心包膜,仔细识别心房、心室、动脉圆锥、主动脉、静脉窦、前后腔静脉等解剖部位。

(2) 蛙心插管(斯氏插管法):①先在右主动脉下穿一丝线并结扎,将心脏用玻璃针翻至背面,将前后腔静脉和左右肺静脉一起结扎,注意勿扎住静脉窦。②将心脏恢复至原位,在左主动脉下穿两根丝线,用一丝线结扎左主动脉远心端,另一丝线打一活结留作固定套管用。③左手提起左主动脉上的结扎线,右手用眼科剪刀在左主动脉上靠近动脉圆锥处剪一斜口,将盛有少量任氏液的蛙心插管由此口插入主动脉,插至动脉圆锥时略向后退,使尖端向动脉圆锥的背部后下方及心尖方向推进。在心室收缩时,向心室后壁方向下插,经主动脉瓣插入心室腔内。插管若成功进入心室,管内液面会随着心室跳动而上下移动。注意不可插入过深,以免心室壁堵住套管口。④用左主动脉上近心端的备用线结扎插管,并将结扎线固定于插管侧面的小突起上。

(3) 游离心脏:提起插管,在结扎线远端分别剪断左右主动脉、左右肺静脉和前后腔静脉,将心脏离体。用滴管吸净插管内余血,加入新鲜任氏液,反复数次,直至液体完全澄清。保持灌流液液面高度恒定(1~2cm),即可进行实验。

2. 实验装置连接　用试管夹将蛙心插管固定于铁架台上,将蛙心夹夹住少许心尖部的肌肉,进而通过丝线连至张力换能器,传入 BL-420E 生物机能实验系统并打开计算机采集系统。

3. 观察项目

(1) 记录正常心搏曲线。

(2) 吸出插管内全部灌流液,换入 0.65% 氯化钠溶液,并做好加药标记,观察心搏曲线变化。待曲线明显改变后,立即吸出灌流液,用新鲜任氏液换洗 3 次,直至心搏曲线恢复正常。

(3) 加入 1~2 滴 2% 氯化钙溶液,观察心搏曲线变化。待效应明显后,吸出灌流液,用新鲜任氏液换洗 3 次,直至心搏曲线恢复正常。

(4) 加入 1~2 滴 1% 氯化钾溶液,观察心搏曲线的变化。待效应明显后,吸出灌流液,用新鲜任氏液换洗 3 次,直至心搏曲线恢复正常。

(5) 加入 1~2 滴 1∶10 000 肾上腺素溶液于新换入的任氏液中,观察心搏曲线的变化。出现效应后,用新鲜任氏液换洗至曲线恢复正常。

(6) 加入 1 滴 1∶100 000 乙酰胆碱溶液,观察心搏曲线的变化。出现效应后,用新鲜任氏液换洗至曲线恢复正常。

【实验结果】

见表 2-6-1。

表 2-6-1　离子及药物对离体蛙心活动的影响

离子及药物	心肌收缩强度(幅度)	心率、心律
正常(任氏液灌流)		
0.65% 氯化钠灌流		
滴加 2% 氯化钙溶液		
滴加 1% 氯化钾溶液		
滴加 1∶10 000 肾上腺素溶液		
滴加 1∶100 000 乙酰胆碱溶液		

【注意事项】

(1) 使用蛙心夹夹心尖时,不可夹的太多,以免夹破心室而漏液。

(2) 每次换液时,插管内的液面均应保持一定高度。

(3) 更换试剂前,要用新鲜任氏液冲洗 2~3 次,以待心搏恢复正常。

(4) 各种试剂的滴管不能混淆。

【思考题】

(1) 实验过程中插管内的灌流液液面为什么都应保持相同的高度?

(2) 高 Ca^{2+} 任氏液与肾上腺素引起蛙心活动变化有何异同点? 为什么?

(3) 能否用本次试验方法进行哺乳类动物的心脏灌流? 为什么?

(陆长亮)

实验二 心脏起搏点的观察

【实验目的】

学习暴露蟾蜍心脏的方法。观察观察其心脏起搏点、心脏各部分活动顺序及心脏不同部位自律性的高低。

【实验原理】

心脏的特殊传导系统都具有自动节律性,但各部位的自律性高低不同。哺乳动物窦房结的自律性最高,它自动产生兴奋并依次通过心房优势传导通路、房室交界区、房室束、浦肯野氏纤维和心室肌,使整个心脏兴奋,表现出统一的收缩和舒张。由于窦房结是控制整个心脏活动的部位,故称为正常起搏点。其他自律组织受窦房结的控制而不能表现出自动节律性,称为潜在起搏点。两栖类动物的心脏为两心房、一心室,心脏的正常起搏点是静脉窦,在正常情况下,它产生的兴奋传到心房、心室而引起收缩。只有当正常起搏点的冲动传导受阻时,心脏的潜在起搏点才可能表现其自律性(成为异位起搏点)。

【实验对象】

蛙或蟾蜍。

【实验器材】

蛙类手术器械、蛙板、滴管、烧杯、细丝线、图钉;任氏液。

【实验方法与步骤】

(1) 标本制备:取蟾蜍一只,用探针破坏脑和脊髓,并将其仰位固定在蛙板上。一手持手术镊在肩带下方 1~2cm 处夹起腹部皮肤,用粗剪刀由胸骨下方向左、右两侧下颌角方向剪开皮肤,使其呈顶端向下的等边三角形。用镊子夹住胸骨下端,剪去等样大小的一块肌肉组织(连同胸骨、上缘骨、喙状骨、前喙骨和锁骨在内)。然后,用眼科镊夹起心包膜,并用眼科剪沿纵轴方向剪开心包膜。

(2) 斯氏结扎法观察心脏起搏点及频率:①将心脏向上翻起,从心脏背面观察静脉窦、心房、心室的结构及其搏动顺序,并记录各部分正常搏动频率。②斯氏第一结扎:用细丝线结扎静脉窦和心房交界的半月形白线(窦房沟),阻断静脉窦和心房之间的传导,记录心房、心室的复跳时间和蛙心各部分的搏动频率。③斯氏第二结扎:用细丝线结扎心房与心室之间的房室沟,记录心室复跳时间和蛙心各部分的搏动频率。

【实验结果】

观察正常心脏、斯氏第一结扎、斯氏第二结扎心脏各部分的跳动情况(跳动顺序、结扎后停跳时间和复跳时间等);将各部分跳动频率计入表 2-6-2。

表 2-6-2 蛙心不同部位的跳动频率(次/分)

干预措施	静脉窦	心房	心室
正常心脏			
斯氏第一结扎			
斯氏第二结扎			

【注意事项】

（1）结扎时注意力度和准确度,防止心脏跳动使细线松动。

（2）暴露心脏时注意不要损伤静脉窦。

（3）实验过程中适当滴加任氏液,确保蟾蜍心脏功能的正常。

【思考题】

（1）正常心脏的静脉窦、心房、心室跳动频率是否一致?

（2）第一斯氏结扎后和第二斯氏结扎后的心室搏动频率是否相同?为什么?

（陆长亮）

实验三　期前收缩与代偿间隙

【实验目的】

学习在体蟾蜍心搏曲线的记录方法。观察期前收缩与代偿间隙现象,并理解其生理学意义。

【实验原理】

心肌细胞兴奋性的最大特征是具有较长的有效不应期,其相当于整个收缩期和舒张早期,在此期间给予任何刺激均不会产生兴奋。而在心室舒张中、晚期给以单个阈上电刺激,则可在其正常节律性收缩之前发生一次收缩,称为期前收缩,并在其后往往有一较长的心室舒张期,称为代偿间隙。

【实验对象】

蛙或蟾蜍。

【实验器材】

BL-420E 生物机能实验系统、张力换能器、刺激电极、蛙类手术器械、蛙心夹、试管夹、铁架台、滴管、烧杯、医用缝合线、医用脱脂棉、图钉、双凹夹;任氏液。

【实验方法与步骤】

（1）标本制备:取蟾蜍一只,用探针破坏脑和脊髓,并将其仰位固定在蛙板上。一手持手术镊在肩带下方 1~2cm 处夹起腹部皮肤,用粗剪刀由胸骨下方向左、右两侧下颌角方向剪开皮肤,使其呈顶端向下的等边三角形。用镊子夹住胸骨下端,剪去等样大小的一块肌肉组织(连同胸骨、上缘骨、喙状骨、前喙骨和锁骨在内)。然后,用眼科镊夹起心包膜,并用眼科剪沿纵轴方向剪开心包膜。

（2）仪器装置连接:①打开 BL-420E 生物机能实验系统,连接张力传感器与输出刺激电极。②在心脏舒张时用系有丝线的蛙心夹夹住心尖,心脏经蛙心夹和换能器连接。将刺激电极固定在铁架台上,并使心室无论收缩或舒张均与刺激电极的两极接触。

（3）观察项目

1）描记正常心搏曲线,辨认收缩期和舒张期。

2）选择适当的阈上刺激强度,分别在收缩期和舒张早、中、晚期电刺激心肌,观察心搏曲线的变化。

【实验结果】

（1）在正常心搏曲线上标出心脏收缩期与舒张期对应的心搏曲线。

（2）在心室收缩期、舒张期（舒张早期、中期和晚期）分别刺激心室肌,描述心脏活动变化。

（3）在描记的心搏曲线上辨识并标出期前收缩、代偿间歇。

【注意事项】

（1）捣毁蟾蜍脑脊髓要彻底,否则肢体扭动将影响心搏曲线的记录。

（2）剪开心包时要仔细,以免损伤心脏和大血管。

（3）不可连续输出多个刺激,过高频率的电刺激会引起心脏跳动的紊乱。

【思考题】

（1）如何证实心肌有较长的不应期?

（2）期前收缩后一定出现代偿间隙吗? 为什么?

（3）心肌为什么不会出现完全强直收缩? 造成这种现象的根本原因是什么?

（陆长亮）

实验四　心血管活动的神经体液调节

【实验目的】

学会哺乳动物动脉血压直接描记方法和 BL-420E 生物机能实验系统的使用方法;掌握家兔麻醉固定、气管插管、颈总动脉插管等技术操作;识别和分离家兔的颈总动脉、迷走神经、交感神经和减压神经;观察神经、体液因素对心血管活动的影响及调节机制。

【实验原理】

正常机体对心血管活动的神经调节是通过各种心血管反射实现的,其中最重要的反射是颈动脉窦和主动脉弓压力感受器反射。改变压力感受器的活动或刺激反射弧的传入、传出神经均会引起心血管活动的改变,进而导致动脉血压的相应变化。在正常体内,心血管活动还受肾上腺素和去甲肾上腺素等体液因素的调节,改变血液中肾上腺素、去甲肾上腺素的浓度,也会影响心血管活动,从而使血压发生改变。

【实验对象】

家兔,体重 2.0~3.0kg,雌雄不拘。

【实验器材】

BL-420E 生物机能实验系统、压力传感器、塑料动脉插管、兔手术解剖台、哺乳类动物手术器械、气管插管、动脉夹、铁架台、保护电极、注射器、有色丝线、棉花、纱布;25% 氨基甲酸乙酯液、0.01% 去甲肾上腺素液、0.5% 肝素、生理盐水。

【实验方法与步骤】

（1）麻醉和固定动物:称重后,用 25% 氨基甲酸乙酯 4ml/kg 耳缘静脉缓慢注入,注射过程中注意观察动物角膜反应、痛觉反射、呼吸频率和肌张力的变化,防止麻醉过深。将麻醉好的动物仰卧固定于兔手术台上,颈部放正以利于手术。

（2）手术操作

1）分离颈部血管和神经:颈部剪毛,做 5~6cm 的正中切口,分离皮下组织和浅层肌肉,沿纵行的气管前肌和斜行的胸锁乳突肌间钝性分离,将胸锁乳突肌向外侧分开,即可见到深层位于气管旁的血管神经束(包绕在颈动脉鞘内),仔细辨认并小心分离双侧的迷走神经和减压神经,每条神经分离出 2~3cm,在各条神经下穿丝线以便区分,右侧神经作刺激用,左侧神经作备用。然后分离出两侧的颈总动脉,左右颈总动脉下各穿一条线,左侧用作检测血压,右侧准备夹闭时用。

2)动脉插管:在左颈总动脉的近心端夹一动脉夹,然后结扎其远心端,在动脉夹与结扎线之间相距至少 2cm,并在此段血管下穿线以备插管插入后结扎用。在靠近结扎端用眼科剪刀做一向心方向的斜形切口,将连于血压换能器的细塑料管(管内预先注入肝素)经斜形切口向心脏方向插入动脉内,然后用丝线将塑料插管扎紧即可。

(3)记录装置连接:①在一通道的输入接口上安装好张力传感器,并将传感器与兔动脉插管相连。②选择"实验项目"菜单中的"循环实验"菜单项,以弹出"循环实验"子菜单。③在"循环实验"子菜单中选择"兔动脉血压调节"实验模块。④记录血压:根据信号窗口中显示的动脉血压波形,再适当调节动脉插管的位置或实验参数。

(4)观察项目

1)记录正常血压曲线,观察Ⅰ级波、Ⅱ级波Ⅲ级波和心率。

2)用动脉夹夹闭右侧颈总动脉 5~10s,观察血压和心率的变化。

3)电刺激减压神经,观察血压和心率的变化。

4)电刺激迷走神经外周端,观察血压和心率的变化。

5)耳缘静脉注射 0.01% 去甲肾上腺素 2μg/kg。观察血压和心率的变化。

【实验结果】

(1)正常血压曲线分析:标记和描述动脉血压曲线的Ⅰ级波(心搏波)、Ⅱ级波(呼吸波)和Ⅲ级波(不经常出现)。

(2)将不同实验因素对家兔动脉血压的影响效应计入表 2-6-3,记录的家兔血压曲线图贴在实验报告上。

表 2-6-3　不同实验处理因素对家兔动脉血压的影响

实验处理因素	动脉血压	心率
正常对照		
夹闭颈总动脉		
电刺激减压神经		
电刺激迷走神经外周端		
静脉注射去甲肾上腺素		

【注意事项】

(1)每次实验前要进行压力定标,改变通道或换能器时,应重新定标。

(2)血压换能器充灌肝素时,必须将换能器中的气体完全排出,不能留有小气泡。切勿使血液流入换能器,如有此现象,需及时关闭三通阀进行处理。

(3)手术过程中应尽量避免损伤血管、神经,并注意及时止血,保持手术野清楚。否则会给辨认迷走、交感、减压三条神经增加难度。

(4)实验前需检查插入动脉的塑料插管粗细是否合适,管口斜面边缘是否光滑。并检查换能器、三通阀等处是否有漏水。塑料插管插入颈总动脉后防止扭曲。

（5）如插管内有凝血现象，可根据不同情况分别处理。如回抽血块、注入肝素或重新插管等。

（6）实验中每观察一个项目，必须待血压恢复正常后，才能进行下一项实验。

（7）每项实验记录必须包括实验前的对照、实验开始的标记及实验项目的注释。

（8）动物麻醉后体温下降，实验时间比较长时应注意保温。

【思考题】

（1）正常动脉血压曲线的Ⅰ、Ⅱ、Ⅲ波发生的机制是什么？

（2）减压神经在血压调节中有何作用？

（3）电刺激迷走神经外周端引起血压急剧下降的机制是什么？

（4）静脉注射去甲肾上腺素升高血压后，心率发生什么变化？为什么？

（谭春艳）

实验五　人体动脉血压的测定及心电图的描记

一、人体动脉血压的测定

【实验目的】

学习间接测定动脉血压的方法和原理；并测定人体肱动脉收缩压与舒张压的正常值。

【实验原理】

人体血压的测量部位通常为肱动脉。一般采用 Korotkoff 听诊法。通常血液在血管内流动（层流）时没有声音，如果血流经过狭窄处形成涡流，则可发音。当缠缚在上臂袖带内的压力超过收缩压时，完全阻断了肱动脉内的血流，从置于肱动脉远端的听诊器中听不到任何声音，也触不到肱动脉的脉搏；如慢慢减低袖带内压，当其压力低于肱动脉的收缩压高于舒张压时，血液将断续地流过受压的血管，形成涡流而发出声音，此时即可在肱动脉远端听到声音，也可触到桡动脉脉搏；如果继续减压以致袖带内压等于舒张压时，则血管内血流由断续变成连续，声音突然由强变弱或消失。因此，刚能听到声音时的袖带内压相当于收缩压，而声音突变或消失时的袖带内压则相当于舒张压。

【实验对象】

人。

【实验器材】

水银血压计、听诊器。

【实验方法与步骤】

（1）熟悉水银血压计结构：水银血压计由检压计、袖带和气球三部分组成。检压计是一个标有刻度的玻璃管，上端通大气，下端和水银储槽相通。袖带是一个外包布套的长方形橡皮囊，借橡皮管分别和检压计的水银储槽及气球相通。气球是一个带有螺丝帽的球状橡皮囊，供充气或放气用。使用时要先松开血压计上橡皮气球的螺丝帽，驱出袖带内的残余气体，然后将螺丝帽旋紧。

（2）测量动脉血压方法

1）让受试者脱去一臂衣袖,静坐桌旁 5min 以上。

2）让受试者前臂平放于桌上,手掌向上,使上臂与心脏位置等高,将血压计袖带缠在该上臂,袖带下缘至少位于肘关节上 2cm,松紧须适度。

3）测量收缩压:用橡皮气球将空气打入袖带内,使血压计的水银柱逐渐上升到触不到桡动脉搏动,继续打气使水银柱再上升 20mmHg,然后慢慢松开气球螺帽放气,以降低袖带内压。在水银柱缓慢下降的同时仔细听诊,当突然出现"崩崩"样的第一声动脉音时,血压计上所示水银柱刻度即代表收缩压。

4）测量舒张压:使袖带继续缓慢放气,这时音调有一系列的变化,先由低而高,而后由高突然变低,最后则完全消失。在声音由强突然变弱这一瞬间,血压计上所示水银柱刻度即代表舒张压。

5）记录血压值:动脉血压常以收缩压/舒张压表示,单位为 kPa 或 mmHg。例如:收缩压为 120mmHg,舒张压为 76mmHg 时,记为 120/76mmHg。

【实验结果】

见表 2-6-4。

表 2-6-4　本实验组同学的血压值

姓名	性别	年龄	测得血压值/mmHg

【注意事项】

（1）室内保持安静,以利听诊。

（2）受测者必须静坐,上臂必须与心脏处于同一水平。

（3）袖带应平整地缠绕于上臂中部,松紧合适。

（4）听诊器探头放在肱动脉搏动处,不可用力压迫动脉。

（5）每次测量应在 30s 内完成,否则将影响实验结果,且被测者将有手臂麻木感;重复测定时压力必须降到零后休息片刻再打气。

（6）发现血压超出正常范围时,应让被测者休息 10min 后复测。

【思考题】

（1）影响动脉血压的因素有哪些？高血压病是什么？

（2）比较本组同学测得的血压值是否正常(与国人正常血压值范围比较)。

二、人体心电图的描记

【实验目的】

初步学习人体心电图的描记方法,辨认正常心电图的波形并了解其生理意义,学习心电图波形的基本测量分析方法。

【实验原理】

心脏在发生兴奋时有一定的时序,出现一系列的电位变化,这些电位变化通过心脏周围的组织和体液可传导到全身体表。在体表用一定的引导方法,把这些电位变化记录下来,所得到的图形就称为心电图。心电图对心脏起搏点分析、传导功能判断以及房室肥大、心肌缺血等损伤有重要的辅助诊断价值。

【实验对象】

人。

【实验器材】

BIOPAC 多媒体记录系统、导电膏、75%乙醇溶液棉球和 84 消毒液等。

【实验方法与步骤】

(1) 接好 BIOPAC 多媒体记录系统的心电图导联线和地线。

(2) 受试者静卧检查床上,全身肌肉放松。在手腕、足踝和胸前安放好引导电极,接上导联线。为了保证导电良好,先用 75% 乙醇溶液棉球将放置引导电极部位的皮肤擦净,涂导电膏。导联线的连接方法(12 导联系统)是红色—右手,黄色—左手,绿色—左踝,黑色—右踝(接地),6 个圆盘吸球电极置胸前,其中 V_1(红):胸骨右沿第 4 肋间,V_2(黄):胸骨左沿第 4 肋间,V_3(绿):V_2 与 V_4 连接中点,V_4(褐):左侧第 5 肋间与锁骨中线交点 V_5(黑):左侧腋前线与 V_4 水平线交点,V_6(紫):左侧腋中线与 V_4 水平线交点,然后依次记录 Ⅰ,Ⅱ,Ⅲ,aVR,aVL,aVF,V_1,V_2,V_3,V_4,V_5,V_6 导联的心电图。

(3) 各波波幅和时间的测量:①波幅:选定测量波,从"幅值"窗口读取;②时间:选定测量间距,从"时间"窗口读取。

(4) 心率计算:测量相邻的两个心动周期中的 P 波与 P 波的间隔时间或 R 波与 R 波的间隔时间,按下列公式进行计算心率:心率(次/min)= 60/(P—P 或 R—R 间期)。如心动周期之间的时间间距显著不等时,可将五个周期的 P—P 间隔时间或 R—R 间隔时间加以平均,取得平均值,代入公式计算。

【实验结果】

(1) 在屏幕上辨认出 P 波、QRS 波群、T 波和 P—R 间期、Q—T 间期。

(2) 测量和记录心率、P—R 间期、Q—T 间期,以及心电图 Ⅱ 导联中 P 波、QRS 波、T 波的时间和电压。

【注意事项】

(1) 在心电检测过程中,受试者四肢勿带金属器件,以免影响检测结果。

(2) 检测中,受试者尽可能放松,避免肌肉收缩,影响心电图。

【思考题】

(1) 心脏电活动与机械活动之间有何关系?

(2) 何为心律不齐? 正常人可否存在心律不齐?

(谭春艳)

实验六 失血性休克及其防治策略探讨

【实验目的】

掌握家兔失血性休克模型复制方法,熟悉肠系膜微循环标本的制备与观察方法,观察失血性休克动物的动脉血压和微循环的变化,理解其发病机制及抢救措施。

【实验原理】

休克是多种原因引起的,以机体急性微循环障碍为主要特征,并可导致器官功能衰竭等严重后果的全身性病理过程。失血导致血容量减少,是休克常见的病因。休克的发生与否取决于失血量和失血速度,当血量锐减(如外伤出血、胃十二指肠溃疡出血或食管静脉曲张出血等)超过总血量的 20% 以上时,极易导致急性循环障碍,组织有效血液灌流量不足,即发生失血性休克。

根据休克过程中微循环的改变,将休克分为三期:休克早期(微循环缺血期或缺血性缺氧期);休克期(微循环淤血期或淤血性缺氧期);休克晚期(微循环衰竭期或 DIC 期)。但依失血程度及快慢的不同,各期持续时间、病理生理改变和临床表现均有所不同。对失血性休克的治疗,首先强调的是止血和补充血容量,以提高有效循环血量、心排血量,改善组织灌流;其次根据休克的不同发展阶段合理应用血管活性药物,改善微循环状态。

【实验对象】

家兔,体重 2.0~3.0kg,雌雄不拘。

【实验器材】

兔手术台、实验手术器械一套、注射器(1ml,10ml,50ml)、输血输液装置、呼吸血压描记装置、微循环观察装置、中心静脉压检测装置、气管插管、动脉套管、导尿管和静脉导管。25% 氨基甲酸乙酯、5% 肝素生理盐水溶液(5mg/ml)、台氏液、1% 明胶、生理盐水、0.1% 去甲肾上腺素、多巴胺、酚妥拉明注射液。

【实验方法与步骤】

(1) 选取健康家兔一只,称重,从耳缘静脉注射 25% 氨基甲酸乙酯液(4ml/kg)进行麻醉。将麻醉的家兔仰卧位固定于兔手术台上,剪去腹部毛,沿腹正中线作 6~8cm 的切口。打开腹腔将上腹部脏器推向左侧,在回盲部上方找出一段游离度较大的小肠肠袢轻轻拉出约 10cm,再将此段肠管牵至充满 38℃ 灌流液的盒中,将肠系膜轻轻平铺于灌流盒中央的圆形观察台上,将肠系膜固定好后,打开灌流管控制夹,让灌流液以不冲动肠系膜又能保温的速度恒速灌流为宜。斜落显微镜射光照明,于 40~80 倍镜下观察正常家兔肠系膜微循环动态。分清肠系膜动脉、静脉、毛细血管,观察血流速度,找出标记血管,以便前后比较。

(2) 小动脉、小静脉和毛细血管的区分及其血流情况:在低倍镜视野中,可见许多粗细不等、纵横交错的血管。一般可根据管壁厚薄、血流方向、血流速度等因素区别各类血管。

1) 动脉和小动脉:动脉与小动脉的血流是从主干(比较大的血管)流向分支,管壁较厚,血液颜色鲜红,血流速度快,有搏动,血细胞在血管中有轴流现象。

2) 毛细血管:毛细血管由单层内皮细胞组成,管壁薄、透明,近于无色,血液颜色很淡。有的毛细血管可出现一串血细胞以单行排列形成连续或断续地移动。各条毛细血管的血流速度虽有快慢差异,但流速均匀,无搏动。

3) 小静脉和静脉:小静脉和和静脉的血流方向是从分支汇流入主干。静脉壁较薄,血液呈暗红色,小静脉内血流速度较慢,血管愈粗,血流速度愈快,没有搏动,亦无轴流现象。偶尔出现倒流现象。

(3) 将 0.1% 去甲肾上腺素液 0.5ml 滴于肠系膜上,当观察到毛细血管收缩变细、模糊不清、微血管数目减少、粗细不均、边缘不齐、血色暗红、流速呈粒状流、有红细胞聚集等微循环障碍时,立即由耳缘静脉注射酚妥拉明 2mg/kg,再观察肠系膜微循环情况,比较观察去甲肾上腺素和药酚妥拉明对微循环的影响有何不同,并记录实验结果。

（4）待微循环恢复正常后，实施颈部手术：①气管插管术，描记呼吸；②分离右侧颈外静脉，行颈外静脉插管，通过三通管连接输液装置及中心静脉压检测装置，测压前缓慢输入生理盐水（5～10滴/min），保持静脉通畅，以便输血输液和测压；③分离左侧颈总动脉，行颈总动脉插管，并与充满肝素生理盐水的压力换能器相连，描记血压。

（5）将导尿管行尿道插管，记录尿量。

（6）切开一侧股部皮肤，分离股动脉备用。动脉夹夹闭股动脉远心端，行动脉插管，以备放血用。

（7）静脉注射肝素生理盐水（1ml/kg）全身肝素化。

（8）股动脉放血：放血时注意要使血液顺着瓶壁流下来，而不要使血液直接滴入瓶内，以免损伤红细胞。放血过程中密切监测血压改变，使血压维持在45mmHg左右，观察30min。

（9）分组抢救：①回输余血，5min内输完。②回输余血和生理盐水（15ml/kg），5min内输完。③回输余血和生理盐水（15ml/kg）后，给予多巴胺0.2mg/kg。④回输余血和生理盐水（15ml/kg）后，给予酚妥拉明2mg/kg。⑤回输余血和生理盐水（15ml/kg）后，给予0.1%去甲肾腺素10μg/kg。以上各组抢救结束后再观察30min。记录家兔在放后前休克中，抢救后的血压、中心静脉压、心率、呼吸及肠系膜微循环的变化。

【实验结果】

见表2-6-5，表2-6-6。

表2-6-5 药物对家兔肠系膜微循环的影响

组别	微血管管径	微循环流速	微循环流态
正常组			
滴加去甲肾上腺素组（0.5mg/kg）			
静脉注射酚妥拉明组（2.0mg/kg）			

表2-6-6 放血前后和抢救后动脉血压和微循环的变化

类型	呼吸	心率	血压	尿量	皮肤黏膜颜色	中心静脉压	肠系膜微循环
放血前							
放血后							
输血输液抢救后							
余血							
余血+NS							
余血+NS+DA							
余血+NS+PH							
余血+NS+NE							

注：NS：生理盐水；DA：多巴胺；PH：酚妥拉明；NE：去甲肾腺素

【注意事项】

（1）麻醉深浅要适度，若麻醉过浅动物可因疼痛而产生神经源性休克。

（2）本实验手术多，应尽量减少手术性出血和休克，保证实验的成功率。

（3）牵拉肠祥要轻，以免引起创伤性休克。实验过程中要防止肠系膜干燥，以免影响血流。

（4）在抢救的过程中一定注意不要进入气泡形成气栓，因此针管尾部应朝上倾斜。每次把针头插三入通管以后，都要先排一次气泡，再进行注射。

【思考题】

（1）典型的微循环由哪几部分组成？

（2）观察微循环可选用哪些部位？

（3）如何区分小动脉、小静脉和毛细血管？

（4）试述失血性休克早期动脉血压变化的特点及其机制。

（5）试述休克早期机体组织器官血液重新分布的变化及其机制。

（6）试述休克早期、休克期微循环变化的特征及其机制。

（张代娟）

实验七　实验性心衰

【实验目的】

掌握家兔急性右心衰竭模型的复制方法，观察急性右心衰竭发生时对血流动力学的影响作用。

【实验原理】

心力衰竭是指各种心脏结构或功能性疾病导致心室充盈及（或）射血能力受损而引起的一组综合征。由于心室收缩功能下降导致射血功能受损，心排血量不能满足机体代谢的需要，器官、组织血液灌注不足，同时出现肺循环和（或）体循环淤血，临床表现主要是不同程度的呼吸困难，无力而致体力活动受限和相应器官的水肿。本实验通过静脉缓脉注射液体石蜡来增加肺小动脉压力，引起右心室后负荷增加；通过静脉注射大量的生理盐水增加右心的前负荷，进而导致右心衰竭的发生。

【实验对象】

家兔，体重 2.0~3.0kg，雌雄不拘。

【实验器材】

兔手术台、注射器、BL420E 机能实验系统、中心静脉压测量装置、哺乳动物手术器械 1套；25% 氨基甲酸乙酯液、0.1% 肝素生理盐水、液状石蜡。

【实验方法与步骤】

（1）家兔称重，通过耳缘静脉注射 25% 氨基甲酸乙酯液（4ml/kg）麻醉，仰卧固定于兔手术台，颈部剪毛。

（2）颈部手术切口，逐层分离颈部组织，分离出两侧的颈外静脉，穿线备用。由耳缘静脉注射 0.1% 肝素生理盐水（3ml/kg）。

（3）行右侧颈外静脉插管测定中心静脉压，从计算机界面选择中心静脉压检测程序，记录中心静脉压数值。

（4）行左侧颈外静脉插管，插入输液装置，结扎固定。

（5）测定各项指标：如心率、呼吸频率、中心静脉压数值。

（6）用1ml注射器抽取预热（38℃）的液状石蜡1ml，以每分钟0.1ml的速度缓慢注射入耳缘静脉。注射同时其他小组成员密切关注呼吸频率、心率、中心静脉压的变化情况，直至中心静脉压有明显的升高为止（一般注射剂量约在0.5～0.8ml）。记录0.2ml、0.4ml、0.5ml和0.8ml时的指标变化。

（7）通过输液装置用20ml注射器推注生理盐水，参考总量在100ml/kg。观察上述各项指标的改变。

（8）处死动物，解剖并观察胸腔、腹腔脏器大体改变，如胸水、肺水肿、腹水的形成情况及心脏体积的变化情况。

【实验结果】

（1）观察并描述体循环淤血、水肿的部位和程度。

（2）监测中心静脉压数值的动态变化。

【注意事项】

（1）静脉壁较薄，在分离和插管时注意防止撕裂血管。

（2）注射液状石蜡剂量和速度至关重要。注射过快会造成大动脉血管的急性栓塞，极易导致动物的猝死。故一定要放慢速度，缓慢注射，同时观察中心静脉压的变化。

【思考题】

急性右心衰竭时机体的临床体征有哪些表现？为什么？

（崔晓林）

实验八 高 钾 血 症

【实验目的】

掌握家兔高钾血症模型的复制方法，熟悉高钾血症时家兔心电图的变化特征，理解血钾进行性升高的不同阶段对心肌细胞的毒性作用。

【实验原理】

血清钾高于5.5mmol/L为高钾血症（正常值3.5～5.5mmol/L）。高钾血症对机体的危害主要表现在心脏，可使心肌动作电位和有效不应期缩短，传导性、自律性、收缩性降低，兴奋性则呈双相变化：轻度高钾血症使心肌兴奋性增高，急性重度高钾血症可使心肌兴奋性降低甚至消失，心脏停搏。高钾血症时的心电图表现为：①P波和QRS波波幅降低，间期增宽，可出现宽而深的S波；②T波高尖：高钾血症早期即可出现，严重高钾血症时可出现正弦波，此时，已迫近室颤或心室停搏；③多种类型的心律失常。

【实验对象】

家兔，体重2.0～3.0kg，雌雄不拘。

【实验器材】

手术器械一套、注射器、头皮针、气管插管、针形电极、导联线、BL-420E生物机能实验系统；25%氨基甲酸乙酯液、2%、5%、10%氯化钾溶液。

【实验方法与步骤】

（1）称重、麻醉和固定动物：家兔称重后，用25%氨基甲酸乙酯液4ml/kg从耳缘静脉缓慢注入。麻醉后，将动物仰卧位固定在实验台上，颈前部备皮。

（2）气管插管：按家兔气管常规分离方法分离气管，插入气管插管并固定。

（3）描记正常心电图：将心电图针形电极分别插入家兔四肢踝部皮下。导联线按左前肢（黄）、右前肢（红）、左后肢（绿）、右后肢（黑）顺序连接，打开 BL-420E 生物机能实验系统，记录一段正常心电图。纸长以小组每人能分到 4~5 个心跳为度。

（4）高钾血症模型复制：从耳缘静脉滴入 2% 氯化钾 2ml（15~20 滴/min）重复 2 次，观察并记录心电图改变；滴入 5% 氯化钾，观察并记录心电图改变。当出现心室扑动或颤动波形后，立即停止滴注氯化钾，并迅速准确地由另外一侧耳缘静脉注入已预先准备好的抢救药物 10% 氯化钙溶液（2ml/kg）。如果短时间内无法快速输入抢救的药物，救治效果不佳。

（5）注入致死剂量的 10% 氯化钾液（8ml/kg），边注射边观察心电改变，直到心脏停搏。

【实验结果】

见表 2-6-7。

表 2-6-7　不同浓度氯化钾对心电图的影响及分析

项目	心电图表现（贴图）	分析
正常对照		
2%氯化钾液		
5%氯化钾液		
10%氯化钾液		

【注意事项】

（1）若记录心电图时出现干扰，在排除心电图机本身故障及交流电和肌电干扰后，应将动物移至离心电图机稍远处，然后检查各导联线有无脱落，改装的针形电极铝皮是否接触紧密，并尽量避免导联线纵横交错的现象。动物固定台上要保持干燥。

（2）每次使用针形电极时，要用乙醇溶液或盐水棉球擦净，并要及时清除针形电线周围的血和水迹，以保持良好的导电状态。

（3）正确记录心电图波形。有时家兔 T 波高出正常值 0.5mV 或融合在 ST 段中而不呈现正向波，这与动物个体差异有关，此时要变换导联。

【思考题】

（1）简述急性高钾血症对心肌电生理特性的影响。

（2）血钾浓度迅速升高和显著升高对心肌兴奋性的影响有何不同？为什么？

（3）实验过程中动物可能出现深大呼吸，为什么？简述其发生机制。

（4）钾代谢紊乱与酸碱平衡紊乱有何关系？其尿液酸碱度的变化有何特征？

（刘江月）

实验九　实验性 DIC

【实验目的】

复制急性实验性 DIC 动物模型，观察 DIC 时血液凝固性变化，并分析这些变化的原因和急性 DIC 的发病机制。

【实验原理】

DIC 是指在某些致病因子作用下,凝血因子和血小板被激活,引起血管内微血栓形成,同时或继发纤溶亢进,从而出现器官功能障碍的病理过程。在 DIC 发生发展过程中,各种凝血因子和血小板因大量消耗而明显减少,纤维蛋白降解产物(FDP)增多,引起出血和器官功能障碍。本实验通过注射兔脑粉生理盐水浸液能够迅速启动机体内源性和外源性凝血系统,从而导致急性 DIC 的发生。

【实验对象】

家兔,体重 2.0~3.0kg,雌雄不拘。

【实验器材】

兔手术台、实验手术器械一套、5ml 注射器、气管插管、静脉插管、胶管、动脉夹、动脉套管、离心机、试管、吸管、表面皿、恒温水浴箱、计时器、血红蛋白吸管、血球计数板;4% 兔脑粉生理盐水浸液、1% 硫酸鱼精蛋白液、0.025mol/L 氯化钙溶液、血小板稀释液、25% 氨基甲酸乙酯、3.8% 枸橼酸钠溶液、生理盐水、饱和氯化钠溶液。

【实验方法与步骤】

(1) 实验兔一只,称重。用 25% 氨基甲酸乙酯(4ml/kg)由耳缘静脉缓慢注入麻醉,仰卧固定于兔手术台上。剪去颈部被毛。常规暴露一侧颈总动脉,插入硅胶管,作取血样本用。

(2) 取血时间和方法:在注入兔脑粉生理盐水浸液前 5min,注入后 15min 及 45min,分别由颈总动脉取血样本一次(每次取血样前先废弃血液数滴),抗凝剂(3.8% 枸橼酸钠溶液)与血液之比为 1:9(V/V),3000r/min,离心 15min,获得含微量血小板血浆作为大部分实验测定用。每次取血样本时,要求采血以便做血小板记数。

(3) 取 4% 兔脑粉生理盐水浸液,按 2.0ml/kg 体重计算,将总量用生理盐水稀释至 30ml,由耳缘静脉注射(可用头皮静脉针),在 15min 内注完。其注入速度为:第一个 5min 以 1.0ml/min 注入;第二个 5min 以 2.0ml/min 注入,最后 5min 以 3.0ml/min 注入。对照兔一只,不注射兔脑粉生理盐水浸液而改为注射生理盐水,注入途径,总量,速率和取血样本时间等均与实验兔相同。

(4) 血液学检查

1) 凝血酶原时间(PT)测定:取被检血浆 0.1ml,置于小试管中,放入 37℃ 水浴中;加入 p 试液 0.2ml,测定凝固时间;重复操作 2~3 次,取平均值(正常值:人 12~14s;兔 6~8s)。

2) 凝血酶时间(TT)测定:取被检血浆 0.2ml,置于小试管中,放入 37℃ 水浴中;加入适宜浓度的凝血酶悬液 0.2ml,测定凝固时间;重复操作 2~3 次,取平均值(正常值:人 14~18s)。

3) 血浆鱼精蛋白副凝实验(3P 实验):取被检血浆 0.45ml,置于小试管中;加入 1% 鱼精蛋白液 0.5ml,混匀,在室温下放置 30min,于观察前轻轻摇动试管,有白色纤维或凝块为阳性,均匀浑浊,无白色纤维者为阴性。

4) 血小板记数(BPC):吸取血小板稀释液 0.38ml 于一试管内,用血红蛋白吸管吸血 20μl 立即加入血小板稀释液内,充分摇匀后,用滴管将上述混悬液一小滴滴入计算室内,静置 15min 后,用高倍镜记数,数 5 个中方格内之血小板数,再乘以 10^9 即可。

5) 纤维蛋白原定量测定:取试管 8 支分别加入 6-氨基己酸溶液 0.5ml;取全血 0.5ml 放入第一试管,混匀后吸 0.5ml 放入第二管,以此类推,连续稀释至第八管,最后弃去 0.5ml。

于各管加 2% 氯化钙溶液 0.2ml,轻摇匀,再加凝血酶一滴,混匀,置室温 10min。每管各加生理盐水 2ml,观察凝块出现的试管稀释度(注意:从第八管开始观察)。按表 2-6-8 推算各管纤维蛋白原含量和纤维蛋白含量(mg/100ml)。

表 2-6-8　纤维蛋白原含量推算表

试管	稀释度	纤维蛋白原含量/(mg/100ml)
1~2	2~4	< 25
3	8	25~35
4	16	35~60
5	32	60~120
6	64	20~200
7	128	200~400
8	256	> 400

【实验结果】
见表 2-6-9。

表 2-6-9　DIC 发生时血液凝血因子和纤维蛋白的变化

实验项目	凝血因子	纤维蛋白
对照组		
实验组		

【注意事项】
(1)兔脑粉生理盐水浸液的制备及注射速度对实验成败影响极大。在注入过程中,密切观察动物的呼吸情况,必要时酌情调整注射速度。
(2)本实验中所用试剂、血浆样本及吸管较多,同一吸管只能吸取某一试剂或血浆样本,避免交叉使用。
(3)恒温水浴中的水温应维持在(37±0.5)℃。
(4)如室温较低(20℃以下),血浆放在 37℃恒温水浴中保温 1min。

【思考题】
(1)DIC 的发生原因、诱因及机制有哪些?
(2)为什么 DIC 病人常有广泛出血?
(3)试述休克与 DIC 的关系。

(崔晓栋)

实验十　血管通透性改变在水肿中的作用

【实验目的】
复制局部水肿的动物模型,观察毛细血管通透性增高在水肿发生中的作用。

【实验原理】

水肿是指过多的液体在组织间隙或体腔积聚。血管内外液体交换异常和体内外液体交换平衡失调是导致水肿发生的主要机制。影响血管内外液体交换异常的因素包括:毛细血管流体静压增高,血浆胶体渗透压降低,毛细血管通透性增高及淋巴回流受阻。其中任何一个因素发生,都有可能导致水肿的发生。当毛细血管通透性增高时,血浆白蛋白滤出增加,会使血浆胶体渗透压降低,而组织胶体渗透压增高,导致滤出增多、回吸收减少而发生水肿。本实验采用皮内注射组胺和烫伤增加毛细血管壁通透性的方法,复制局部水肿的动物模型,并观察毛细血管通透性增高在水肿发生中的作用。

【实验对象】

家兔,体重 2.0~3.0kg,雌雄不拘。

【实验器材】

(1ml、5ml)注射器、烧杯、温度计、表、剪刀、生理盐水、0.1%组胺液、1%锥蓝液。

【实验方法与步骤】

(1)取家兔一只,称重后仰卧固定在兔台上。

(2)下腹部剪毛,在右下腹皮内注射 0.1%组胺 0.2ml,左下腹注射生理盐水 0.2ml。

(3)将家兔右耳外 1/3 浸入 60℃温水中 30min。

(4)从左侧耳缘静脉注入 1%锥蓝液(2ml/kg)。

(5)观察并计算注入 1%锥蓝液后腹部注射部位及烫伤耳部位出现着色所需的时间及着色的深度,观察烫伤耳肿胀及血管的扩张程度。

【实验结果】

见表 2-6-10。

表 2-6-10 不同部位毛细血管通透性改变对水肿相关指标的效应

部位	着色时间	着色深度
组胺注射部		
生理盐水注射部		
烫伤耳		
正常耳		

【注意事项】

(1)水温不宜过高。

(2)左下腹注射的部位为皮内注射。

(3)密切观察相应部位的改变。

【思考题】

(1)毛细血管通透性增加发生水肿的机制是什么?

(2)注射 1%锥蓝液的部位为什么是皮内注射而不是皮下注射?

(郭军堂)

实验十一　利多卡因对抗电刺激诱发心律失常的作用

【实验目的】

学习和掌握电刺激诱发心律失常和在体心脏心电图描记的方法,观察利多卡因对电刺激引起的心率失常的对抗作用。

【实验原理】

电刺激能增加浦肯野纤维对 Na^+ 的通透性,促进 Na^+ 内流,并抑制 K^+ 外流,使其动作电位 4 相自动除极速率加快,自律性增高,表现为室性早搏、二联律、室性心动过速、室颤等心律失常。利多卡因能抑制 Na^+ 内流,并促进 K^+ 外流,降低浦肯野纤维的自律性。故对电刺激诱发的心律失常有治疗作用。

【实验对象】

蛙或蟾蜍。

【实验器材】

BL-420E 生物机能实验系统,刺激电极,1ml 注射器,普通剪刀,手术剪,镊子,蛙板,图钉,蛙心夹,铁柱架,双凹夹等;药品为 0.2% 利多卡因液,任氏液。

【实验方法与步骤】

(1) 制作标本:取青蛙或蟾蜍一只,破坏脑及脊髓后,用图钉仰位固定于蛙板上。沿着腹壁两侧剪开腹壁,在胆囊附近找到回流到肝部的腹壁浅静脉,用线结扎并在结线下方剪断;将腹壁向下翻转,然后沿胸骨,打开胸腔,用镊子提起心包膜,小心剪破心包膜,使整个心脏暴露出来,用一端系有长线的蛙心夹,夹住心尖,将线连于 BL-420E 生物机能实验系统的换能器上。

(2) 描记正常心电图:启动 BL-420E 生物机能实验系统,先描记一段正常心电图并记录。

(3) 诱发心律失常:将刺激电极接于 BL-420E 生物机能实验系统的输出处,并放在接近房室间隔的心室肌表面。刺激频率可试用 10 次/s,电压强度可试用 1～8V,刺激时间 30s,观察蟾蜍或青蛙心电图的变化并记录。

(4) 利多卡因解救:待心率出现显著不规则(室颤)后,立即从腹壁浅静脉缓慢注入 0.2% 利多卡因 0.4～0.6ml,用药后 3～4min 后以同样的刺激强度和频率再刺激 30s,观察心电图的变化并记录。

【实验结果】

观察并记录利多卡因给药前、后青蛙或蟾蜍心脏收缩曲线和心电图的变化情况。

【注意事项】

(1) 室温宜保持在 25℃ 左右,太低影响实验结果。

(2) 暴露的心脏要经常滴加任氏液湿润之。

(3) 电极放在心室肌上不要靠得太紧,以免影响心脏的跳动。

【思考题】

(1) 利多卡因抗心律失常的特点是什么?

(2) 治疗快速型心律失常应如何选择药物?

(张秀荣)

实验十二 药物对家兔血压影响的受体机制分析

【实验目的】

观察肾上腺素受体激动药及阻断药对家兔血压的影响,并分析药物作用的相互影响及其受体机制。

【实验原理】

血压的形成与心室射血、血管阻力和循环血量三个基本因素有关,通过神经-体液调节机制维持正常动脉血压。传出神经系统药物大部分是通过激动或抑制相应受体,影响心肌收缩性,血管收缩与舒张程度,从而使血压升高或降低,激动剂与抑制剂之间存在相互拮抗的效应。本实验通过药物对家兔血压的影响来理解其药理作用和药物之间的相互关系。

【实验对象】

家兔,体重 2.0~3.0kg,雌雄不拘。

【实验器材】

手术器械(1 套)、BL-420E 生物机能实验系统、兔台、(1ml,10ml)注射器;0.002% 肾上腺素液(AD)、0.002%去甲肾上腺素液(NA)、2.5% 酚妥拉明液(PHT)、生理盐水(NS)、25%氨基甲酸乙酯液、肝素溶液(药液临用现配)。

【实验方法与步骤】

(1)家兔 1 只,称重,用 25%氨基甲酸乙酯液(4ml/kg)耳缘静脉注射麻醉。仰位固定,在颈部正中作 4cm 切口,分离肌肉,暴露气管,喉头下第二环作倒"T"形切口,插入气管插管,结扎固定。

(2)分离颈总动脉,远心端结扎,近心端用动脉夹阻断血流,靠近结扎线处剪一"V"型小口。动脉插管内充满肝素生理盐水溶液,朝向心方向插入颈总动脉,结扎固定,动脉插管的另一端与压力换能器相连。

(3)给药并纪录:打开动脉夹,记录一段时间的正常血压曲线(BL-420E 系统-输入信号-通道 1-压力,走纸速度调到最慢)。然后,分别按下列两组加药顺序耳缘静脉注射给药。

1)第一组药物:加药顺序为①生理盐水 0.5ml;②0.002% 肾上腺素液(0.25ml/kg);③0.002% 去甲肾上腺素液(0.25ml/kg);④2.5% 酚妥拉明液(0.3ml/kg),5~10min 后加下一药物;⑤0.002% 去甲肾上腺素液(0.25ml/kg)。观察加药前、后血压的变化,重点观察酚妥拉明对去甲肾上腺素作用的影响。

2)第二组药物:加药顺序为①生理盐水 0.5ml;②0.002% 去甲肾上腺素液(0.25ml/kg);③0.002%肾上腺素液 0.25ml/kg;④2.5% 酚妥拉明液(0.3ml/kg),5~10min 后加下一药物;⑤0.002%肾上腺素液 0.25ml/kg。观察加药前、后血压的变化,重点观察酚妥拉明对肾上腺素作用的影响。

【实验结果】

在表 2-6-11 中记录给药前、后家兔血压变化曲线,分析血压变化的机制。

表 2-6-11　不同药物处理对家兔动脉血压的影响

药物处理分组	绘制家兔动脉血压曲线
第一组药物	
第二组药物	

【注意事项】

（1）每次给药后待血压恢复正常后再加入下一个药物。

（2）准确把握给药剂量。

（3）麻醉不宜过深。

（4）实验结束后空气栓塞处死家兔。

【思考题】

（1）肾上腺素、去甲肾上腺素和酚妥拉明分别对家兔血压有何影响？

（2）酚妥拉明对肾上腺素、去甲肾上腺素的作用有何影响？有无不同？试以受体学说分析。

（房春燕）

实验十三　药物对离体兔主动脉环的作用

【实验目的】

观察 α 受体激动药和阻断药对主动脉的直接作用,分析 α 受体阻断药对 α 受体的作用。

【实验原理】

离体血管环(条),因其标本制备简便,稳定性好,维持时间长,可排除各种神经、体液调节因素的影响,常用于研究药物的作用,能定性或定量地研究药物对血管平滑肌的直接作用并分析药物作用的机制,从而说明药物剂量与效应关系,即量效曲线。α 受体激动药(如去甲肾上腺素)作用于血管平滑肌 α 受体,促使配体门控钙通道开放,引起细胞外 Ca^{2+} 内流而致血管环(条)收缩,α 受体阻断药可阻断此作用。逐步递增 α 受体激动药的浓度(累积浓度),引起血管环(条)出现剂量依赖性收缩,可记录到药物的量效曲线。然后给予 α 受体阻断药,可使该量效曲线平行右移,但最大效应不变。

【实验对象】

家兔,体重 2.0~3.0kg,雌雄不拘。

【实验器材】

Maclab 生理数字记录仪或药理生理台式自动平衡记录仪、超级恒温水浴、张力换能器、可调多用支架、双层浴槽、通气钩、氧气球胆、标本挂钩、1~2g 重物、0.25ml 注射器、剪刀、眼科虹膜剪刀、镊子、培养皿、烧杯等;克氏液、0.01% 去甲肾上腺素溶液、0.1% 酚妥拉明溶液。

【实验方法与步骤】

（1）调节装置:打开超级恒温水浴开关,调节浴温至 37℃。打开自动平衡记录仪开关,调节适当量程,打开记录笔开关,调节"调零"开关,使记录笔移至记录纸下端,关笔。在换能器悬挂钩上轻挂一重 1~2g 重物。打开笔开关,使笔上移,走纸 1cm。关笔,取下重物,使笔回到原位。

（2）制备标本：取家兔1只，用木棒猛击头部致死，打开胸腔，暴露心脏，在尽量靠近心脏处，分离剪取主动脉，立即将其置于充以氧气的克氏液中。将主动脉周围结缔组织修剪干净后，剪成长约4~5mm动脉环，用两个标本挂钩通过血管腔将动脉环钩住，置于盛有20ml克氏液的浴槽内，并不断通氧，动脉环的一端固定在浴槽中的通气钩上，另一端则固定在张力换能器上，调节拉线张力，使记录笔上移到加2g重物的位置，稳定0.5~1h，待血管适应环境。

（3）加药：静纸描记，走纸3cm。先加0.01%去甲肾上腺素液0.1ml，观察其产生的效应，用克氏液冲洗2~3次。然后加入0.1%酚妥拉明液0.1ml，待15min后，再重复上述剂量的去甲肾上腺素，观察主动脉环收缩张力变化。

【实验结果】

取下实验图纸，标明实验题目、药品、剂量等。将实验结果试表2-6-12，写出实验报告。

表2-6-12　药物对离体兔主动脉环的作用

给药情况	剂量	主动脉环张力/g
给药前		
去甲肾上腺素		
酚妥拉明		
去甲肾上腺素		

【注意事项】

（1）克氏液须用新鲜的蒸馏水配制。

（2）分离及制备标本时，勿用力牵拉，以防损伤血管内膜，并应尽量在营养液中操作。

（3）标本稳定的时间以1h为好。

【思考题】

去甲肾上腺素、酚妥拉明有哪些方面的药理作用和临床用途？

（朱　红）

实验十四　药物对大鼠心脏功能的影响

【实验目的】

学习哺乳类动物心脏离体灌流方法（Langendorff法），观察肾上腺素、氨茶碱、强心灵等药物对心脏活动及冠脉流量的影响。

【实验原理】

心肌具有自动节律性，心脏从动物体摘取之后，用有一定压力、温度（37℃）并充氧的修正洛氏液经主动脉根部灌流，灌流液经冠状动脉口进入冠状血管营养心脏，以维持心脏的节律性活动。灌流液经冠状血管流入右心房，然后由腔静脉口及肺动脉口流出，在单位时间内的流出量即为冠状动脉血流量（简称冠脉流量）。心脏活动可通过张力换能器或压力换能器进行记录。

【实验对象】

大鼠,体重 200~300g,雌雄不拘。

【实验器材】

鼠手术台、哺乳动物类手术器械(1 套)、注射器、针头、蛙心夹、线绳、滑轮、心脏 Langendorff 法灌流装置、保温灌流槽、恒温循环系统、蠕动泵、BL-420E 生物信号处理系统、烧杯、量筒、氧气瓶(或球胆)、修正洛氏液、肾上腺素、强心灵、氨茶碱。

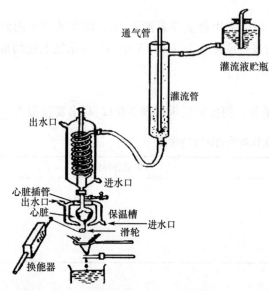

图 2-6-1 哺乳类动物心脏离体灌流系统示意图

【实验方法与步骤】

(1) Langendorff 灌流装置的准备:将灌流系统用胶管连接,灌流液瓶灌满灌流液。调整灌流液瓶的高度使灌流压力达到实验要求,一般要求灌流液中心管的下端距心脏的高度为 70~90cm,可按心脏的大小而适当调整,见图 2-6-1。

氧气瓶(或球胆)的减压阀出口用软管接至灌流管内的充气管,调节气瓶上的减压阀,使灌流液中的气泡连续且小而均匀。调节恒温循环器,使心脏插管内的灌流液温度恒定在 37℃ 左右。将心脏置于由玻璃或有机玻璃制成的保温灌流槽内。保温灌流槽的底部有漏斗形的开口,上方盖子盖住可以保持槽内温度恒定。

(2) 离体心脏制备:用木槌猛击大鼠枕部使其昏迷,固定仰置于手术台上。迅速沿胸前壁正中剪开皮肤,打开胸腔,轻轻提起心脏,小心剪断腔静脉、主动脉及心脏周围组织,迅速将心脏连同一段主动脉取出。手术过程中注意不要损伤心脏,主动脉根部要留 0.5~1cm 长度以备插管用。

心脏取出后立刻置于预先备好的充氧的修正洛氏液中(4℃左右)中,用手指轻压心室以利于其中的剩余的血排出,防止凝血块形成。迅速剪开心包膜并剪去心脏周围的组织(包括肺组织、气管以及附着于心脏上的其他组织),认清主动脉、腔静脉及肺动脉的解剖位置,在主动脉根部穿一棉线备用。

将主动脉套进心脏插管口内,用棉线将主动脉和心脏插管结扎在一起并固定。连接主动脉插管和灌流管,开始灌流。心脏经充氧的温修正洛氏液灌流后,在 1min 内即可开始恢复跳动,但起初心率较慢,并常有心律不齐,以后逐渐变快而且心律也逐步恢复正常和稳定(大鼠心率约 200~300 次/分),可维持数小时。

(3) 仪器连接:用蛙心夹在心室舒张期夹住心尖,并将连接蛙心夹的丝线通过滑轮连至张力换能器,调节与张力换能器相连丝线的松紧度,使心肌前负荷约 5g,启动 BL-420E 生物信号系统,调节灵敏度和记录速度,记录心脏活动。调节固定保温灌流槽,使保温灌流槽罩住心脏。灌流液进入冠状血管后到右心房经腔静脉及肺动脉滴入双层灌流槽中,经槽底部的漏斗形开口流出,用量筒收集一定时间内的流出液即为冠脉流量。流量基本稳定后,记录和观察实验结果。

【实验结果】

（1）记录正常情况下的冠脉流量（ml/min）、心率和左心室压力几项指标作为对照。

（2）由心脏插管的侧管注入 1:10 000 肾上腺素溶液 0.5ml，观察和记录各项指标的变化。

（3）继续灌流至各项指标恢复至对照前水平或变化不再明显时由心脏插管的侧管注入氨茶碱 0.2ml，观察和记录各项指标的变化。

（4）待心脏各项指标比较稳定时，给予 0.005% 强心灵 0.5ml，观察和记录各项指标的变化，将上述实验数据记入表 2-16-13。

表 2-6-13　药物对大鼠心脏功能的影响

给药情况	剂量	冠脉流量/（ml/min）	心率/（次/分）	左心室压力/Pa
正常对照				
肾上腺素				
氨茶碱				
强心灵				

【注意事项】

（1）制作离体心脏标本时操作要迅速，不要损伤心脏。

（2）灌流压力和灌流液温度要严格维持恒定。

（3）冠状血管要保持通畅。

（4）心脏插管、主动脉插管进入主动脉不宜过深，以免损伤主动脉瓣及堵住冠状动脉开口，影响冠状血管的灌流。

（5）注射各种药物时要观察其影响流量的全过程。

【思考题】

（1）肾上腺素对冠脉流量及心脏活动有哪些影响？

（2）强心苷对冠脉流量及心脏活动有哪些的影响？

（3）本实验中测定冠脉流量的原理是什么？

（杨洪鸣）

实验十五　硝酸甘油对大鼠急性心肌缺血的对抗作用

【实验目的】

学习垂体后叶素复制急性心肌缺血模型的实验方法；观察硝酸甘油对垂体后叶素引起的心肌缺血的对抗作用。

【实验原理】

垂体后叶素可使包括冠状动脉在内的全身血管收缩。大剂量静脉注射垂体后叶素，使动物产生急性心肌缺血状态，出现异常心电图改变，主要表现在 ST 段与 T 波的异常及心律失常。硝酸甘油在体内可产生活性 NO 自由基，从而激活平滑肌和其他组织的鸟苷酸环化酶，增加 cGMP 的合成。cGMP 激活 cGMP 依赖的蛋白激酶，改变平滑肌中不同蛋白的磷酸化,使肌球蛋白(myosin)轻链去磷酸化,松弛血管平滑肌,特别是小血管平滑肌,使全身血管扩张,外周阻力减少,静脉回流减少,减轻心脏前后负荷,降低心肌耗氧量、解除心肌缺氧。

【实验对象】

大鼠,体重 200g 左右,雌雄不拘。

【实验器材】

25% 氨基甲酸乙酯液、0.1U/ml 垂体后叶素、硝酸甘油、生理盐水、心电图机、手术器械一套、大鼠手术台、2ml 注射器。

【实验方法与步骤】

(1) 麻醉及仪器连接:取大鼠 2 只,称重后,用 25% 氨基甲酸乙酯液(4ml/kg)腹腔注射麻醉,背位固定于手术台上。在大鼠大腿内侧中段剪一"V"型切口,暴露股静脉,用头皮针进行静脉穿刺,以备给药。从右上肢开始,按顺时针方向将红、黄、绿、黑四色针型电极分别插入四肢皮下,记录 II 导联心电图。

(2) 记录及给药:首先描记甲、乙两鼠的正常心电图。然后,甲鼠腹腔注射生理盐水10mg/kg,5min 后再经股静脉注射 0.1U/ml 的垂体后叶素(0.2U/kg),记录心肌缺血心电图,每 5min 观察一次;乙鼠腹腔注射硝酸甘油(10mg/kg),5min 后再经股静脉注射 0.1U/ml 的垂体后叶素(0.2U/kg),此后的心电图描记同甲鼠。

【实验结果】

见表 2-6-14。

表 2-6-14　硝酸甘油对垂体后叶素引起急性心肌缺血大鼠心电图的影响

鼠号	体重	T 波/mv		S-T 段抬高/mv		心率/(次/min)	
		给药前	给药后	给药前	给药后	给药前	给药后
甲鼠							
乙鼠							

【注意事项】

(1) 垂体后叶素稀释度和注射速度要固定一致。

(2) 垂体后叶素引起的心电图变化可分为二期。第一期:注射后 5~20s,T 波显著高耸,ST 段抬高,甚至出现单向曲线。第二期:注射后 30s 至数分钟,T 波降低、平坦、双相或倒置;ST 段无明显改变;有时心律不齐,心率减慢,R—R 间期及 R—T 间期延长,持续数分钟或十几分钟。

【思考题】

(1) 用垂体后叶素制备动物心肌缺血病理模型的原理是什么?

(2) 阐述硝酸甘油抗心肌缺血的作用及其作用机制。

(赵廷坤)

第七章　呼吸系统

实验一　肺通气功能的测定

【实验目的】

学会用 BIOPAC 多媒体系统进行肺通气功能测定的方法,并了解肺的正常通气量。

【实验原理】

肺通气功能的测定是评价呼吸功能的方法之一,常用的肺通气功能指标有潮气量、补吸气量、补呼气量、肺活量、时间肺活量、最大通气量等。不同的指标从各个侧面反映了肺功能的情况。

【实验对象】

人。

【实验器材】

75% 乙醇溶液、84 消毒液、BIOPAC 多媒体记录系统、一次性塑料接口、鼻夹等。

【实验方法与步骤】

(1) 仪器装置连接按仪器说明书。

(2) 通气功能测定按仪器说明书。

【实验结果】

将各项肺通气功能指标的测定值计入表 2-7-1。

表 2-7-1　被试者肺通气功能测定指标

指标	测定值	正常值范围
潮气量		
补吸气量		
补呼气量		
肺活量		
时间肺活量		
最大通气量		

注:1. 时间肺活量:在受试者最大深吸气后,以最快的速度用力呼气,计算从呼气开始时、呼气后第 1s 末、第 2s 末和第 3s 末的呼出气量,并计算它们各占肺活量的容积百分比

2. 最大通气量令受试者在 15s 内尽力作最快最深的呼吸,测定 15s 内吸入气或呼出气的总量,再计算出每分最大通气量

【注意事项】

(1) 受试者保持平静,在安静状态下进行测定。

(2) 测定前,必须先进行通气量定标。

【思考题】

测定肺通气量功能的常用指标和较好指标各是什么？为什么？

（谭春艳）

实验二　呼吸运动调节

【实验目的】

学习用 BL-420E 生物机能实验系统描记呼吸运动的方法；观察各种因素对呼吸运动的影响。

【实验原理】

呼吸运动是在神经系统控制下呼吸肌进行的有节律的收缩和舒张造成的。人体及高等动物的呼吸运动所以能持续地节律性地进行，是由于体内调节机制的存在。体内、外的各种刺激，可以直接作用于中枢或不同的感受器，反射性地影响呼吸运动，以适应机体代谢的需要。其中较重要的有呼吸中枢节律性活动、牵张反射和各种化学感受器的反射性调节。

【实验对象】

家兔，体重 2.0~3.0kg，雌雄不拘。

【实验器材】

25% 氨基甲酸乙酯液、3% 乳酸液、CO_2 气体、2% 盐酸吗啡液、10% 尼可刹米液、哺乳动物手术器械（1 套）、兔手术台、气管插管、注射器、50cm 的橡皮管、缝合针、丝线、BL-420E 生物机能实验系统、呼吸换能器。

【实验方法与步骤】

（1）麻醉与固定：家兔称重后，25% 氨基甲酸乙酯液 4ml/kg 耳缘静脉缓慢注射，麻醉后，将兔仰卧位固定于手术台上。

（2）手术操作：剪去颈部兔毛，沿正中切开皮肤，分离皮下软组织，暴露气管，在大约甲状软骨下 1cm 处的气管上做"⊥"字形切口，插入 Y 型气管插管，棉线打结固定。分离颈部双侧迷走神经，其下方穿线备用。剑突部位剪毛，切开皮肤，暴露剑突，将缝合针挂在胸骨剑突上。

（3）记录装置连接：打开 BL-420E 生物机能实验系统，选择"实验项目"→"呼吸系统"→"呼吸运动调节"，描记呼吸曲线。

（4）观察项目

1）描记正常呼吸曲线：观察呼吸运动节律和幅度。

2）增大解剖无效腔：把 50cm 的橡皮管连接在气管插管的一侧，并用手指堵住气管插管的另一侧，待动物呼吸发生明显变化后，去除上述条件，使呼吸恢复正常。

3）增大吸入气中 CO_2 的浓度：将 CO_2 球囊管对准气管插管的一侧，打开球囊夹子，使 CO_2 随着吸气而入肺，观察吸入 CO_2 后对呼吸运动的影响，然后关闭球囊，移去 CO_2，使呼吸恢复正常。

4）增加血液中酸性物质：用 1ml 注射器，由快速耳缘静脉注射 3% 乳酸 0.5ml，观察呼吸运动变化。

5）观察迷走神经在呼吸运动中的作用：①描记一段正常呼吸曲线后，先切断一侧迷走神经,观察呼吸运动的变化;②切断另一侧迷走神经,观察呼吸运动又有何变化;③对比观察切断迷走神经前后的呼吸频率和深度变化,然后用刺激电极电刺激一侧迷走神经的中枢端,观察呼吸运动有何变化。

6)观察药物对呼吸的影响:①先描记正常呼吸曲线,腹部皮下注射2%的盐酸吗啡液(20mg/kg),观察并记录呼吸频率和幅度的变化。②待呼吸出现明显抑制时,立即耳缘静脉注射10%尼可刹米液100mg/kg,再重复观察上述内容。

【实验结果】

见表2-7-2。

表 2-7-2   各种因素对呼吸运动的影响

影响因素	呼吸频率	呼吸幅度	其他结果
正常对照			
增大无效腔			
增加吸入气中 CO_2 浓度			
静脉注射乳酸			
刺激迷走神经			
皮下注射吗啡			
静脉注射尼可刹米			

【注意事项】

(1)气管插管时注意防止切口出血过多,以免血液流入气管被吸入肺而影响肺通气。

(2)每一项实验均要有正常呼吸曲线作为前、后对照。

(3)注射吗啡的速度要根据呼吸抑制情况,一般是先快后慢。

(4)注射尼可刹米的速度不应过快,否则容易引起惊厥。

【思考题】

(1)根据实验结果分析各项指标。

(2)缺 O_2、CO_2 及乳酸增多对呼吸运动的影响机制有何不同?

(3)分析迷走神经在节律性呼吸运动中起何作用?

(4)吗啡、尼可刹米对呼吸运动有何影响?其作用机制是什么?

(张晓芸)

实验三   呼吸功能不全

【实验目的】

掌握呼吸功能不全模型的复制方法,观察呼吸和血气的变化并分析判断窒息、气胸、酸碱平衡紊乱类型、肺水肿所引起的呼吸功能不全的类型及其机制。

【实验原理】

呼吸衰竭是由于外呼吸功能的严重障碍,以致动脉血氧分压低于正常范围,伴有或不伴有二氧化碳分压增高的病理过程。肺通气障碍或(和)肺换气功能障碍都可以引起呼吸衰竭。本实验通过窒息、气胸、复制肺水肿的方式影响肺通气障碍或（和）肺换气功能障碍，从而复制呼吸功能不全动物模型。

【实验对象】

家兔，体重 2.0~3.0kg，雌雄不拘。

【实验器材】

兔手术台、实验手术器械（1 套）、烧杯、纱布、滤纸、气管插管、连接三通的动脉插管、听诊器、注射器（1ml,10ml,50ml）、6 号、9 号、16 号针头、橡皮盖、小天平、呼吸描记装置、血气酸碱分析仪；25%氨基甲酸乙酯液、1%肝素、生理盐水、1%葡萄糖液、肾上腺素生理盐水（0.1%肾上腺素液 1ml,生理盐水 9ml）。

【实验方法与步骤】

（1）取家兔一只，称重。25%氨基甲酸乙酯液（4ml/kg）耳缘静脉麻醉后固定于手术台上。

（2）手术操作：切开颈部皮肤，分离气管，行气管插管术，描记一段正常呼吸曲线并用听诊器听兔正常时的呼吸音。分离颈总动脉，用充有肝素的注射器直接从颈动脉取血，迅速去下针头插上橡皮盖做血气分析（血气仪法取血 2ml，比色皿法取血 3ml，下同）。

（3）复制窒息：夹闭气管插管上端侧管，使动物处于完全窒息状态 30s 或在完全夹住的橡皮管上插 1~2 个 9 号针头，造成动物不全窒息，8~10min 时，取动脉血作血气分析并观察呼吸变化。之后，立即恢复正常通气，等待 10min。

（4）复制气胸：于兔右胸第 4~5 肋间插入 1 个 16 号针头造成右胸气胸，5~10min 时取动脉血作血气分析，注意呼吸变化。用 50ml 注射器将胸腔内空气抽尽，拔出针头。等待 10min，让动物呼吸恢复正常。

（5）复制肺水肿：从耳缘静脉注入肾上腺素生理盐水（按肾上腺素 1ml/kg）。密切观察呼吸改变和气管插管是否有粉红色泡沫液体流出，并用听诊器听肺部有无湿性啰音出现，当证明肺水肿出现时，则夹住气管，处死动物，打开胸腔，用线在气管分叉处结扎（防止肺水肿液流出），在结扎处上方切断气管，小心把心脏及其血管分离（勿损伤肺），把肺取出，用滤纸吸取肺表面的水分后称取肺重，计算肺系数。然后用肉眼观察肺大体改变，并切开肺，观察切面的改变，注意有无泡沫样液体的流出。

【实验结果】

见表 2-7-3。

表 2-7-3　病理模型复制前后呼吸和血气变化

类型	呼吸/（次/min）	呼吸音	肺系数	血气分析
正常对照			4~5	
肺水肿				
窒息				
气胸				

注：肺系数=肺重（g）/体重（kg）

【注意事项】

（1）取血注意隔绝空气，针管内气泡要立即排除。

（2）气胸内的胸腔内空气应抽尽。

（3）解剖取出肺时，注意勿损伤肺表面和挤压组织，以防水肿液流出。

【思考题】

（1）肺水肿时呼吸功能出现哪些变化？为什么会发生这些变化？

（2）肾上腺素引起肺水肿的机制是什么？

（3）试述表面活性物质特性、生理功能以及与呼吸衰竭的关系。

（4）简述气胸引起呼吸衰竭的发生机制。

（5）简述肺水肿引起呼吸衰竭的发生机制。

（6）为什么呼吸衰竭的病人需给氧？给氧的原则和机制是什么？

（刘同美）

实验四　急性肺水肿

【实验目的】

复制家兔实验性肺水肿模型，熟悉急性肺水肿表现及其发生机制。

【实验原理】

肺水肿是由于液体从毛细血管渗透至肺间质或肺泡所造成的。本实验主要是通过静脉大量滴注生理盐水并注射肾上腺素复制急性心源性肺泡性肺水肿。中毒剂量的肾上腺素使心动速度加快，左心室不能把注入的血液充分排出，左心室舒张期末压力递增，可引起左心房的压力增高，从而使肺静脉发生淤血，肺毛细血管流体静压随之升高，一旦超过血浆胶体渗透压，使组织液形成增多，不能为淋巴充分回流，即可形成肺水肿。

【实验对象】

家兔，体重 2.0~3.0kg，雌雄不拘。

【实验器材】

气管插管、静脉导管及静脉输液装置、动脉插管、注射器、兔手术器械一套、听诊器、线、胶布、兔手术台、婴儿秤；生理盐水、25%氨基甲酸乙酯液、肾上腺素液（0.1%）、肝素液（3g/L）。

【实验方法与步骤】

（1）抓取家兔1只，称重。耳缘静脉注射25%氨基甲酸乙酯液（4ml/kg）麻醉后固定于兔台上。

（2）颈部正中剪毛，分离气管及一侧颈外静脉，进行气管插管和静脉插管，将静脉插管连接输液装置。

（3）听诊右肺正常呼吸音，记录正常呼吸次数，观察正常黏膜颜色。

（4）快速输入生理盐水（输入总量按100mg/kg，输速150~200滴/分），待滴注接近完毕时立即向输液瓶中加入肾上腺素（0.5mg/kg），继续输液。

（5）密切观察呼吸改变和气管插管内是否有粉红色泡沫液体流出。若家兔死亡，记录死亡时间，若家兔存活，造病后30min夹住气管，放血处死。

（6）打开家兔胸腔，用线在气管分叉处结扎以防止肺水肿液渗出，从结扎处以上切断气管，把肺取出，用滤纸吸去肺表面的水分后称重，计算肺系数：肺系数＝肺重量（g）/体重（kg）。然后肉眼观察肺大体改变，并切开肺，观察切面的改变。

【实验结果】

见表 2-7-4。

表 2-7-4　家兔急性肺水肿实验前后各项指标的变化

组别	呼吸改变	粉红色泡沫液	肺表面状况	肺重量/g	兔体重/kg	肺切面	肺系数
实验前							
实验后							

【注意事项】

（1）麻醉深浅要适度。

（2）减少手术性出血。

（3）静脉插管内要充盈生理盐水。

（4）解剖取肺时,勿损伤肺和挤压肺组织,以防止水肿液流出,影响肺系数的数值。

【思考题】

（1）水肿的发生机制是什么?

（2）肺水肿的发生机制是什么?

（3）本实验中涉及肺水肿发生机制的哪些方面。

（张代娟）

第八章 消化系统

实验一 消化道平滑肌生理特性及理化因素对平滑肌收缩的影响

【实验目的】

观察哺乳动物小肠平滑肌一般生理特性以及改变某些理化因素对小肠平滑肌自律性和紧张性活动的影响;学习哺乳类动物离体器官灌流的方法。

【实验原理】

离体小肠平滑肌在适宜的环境中仍可保持其生理特性。本实验将家兔的离体小肠置于一定的体液环境中,观察其紧张性和自律性活动,以及在体液环境改变的情况下上述活动的变化。

【实验对象】

兔,体重 2.0~3.0kg,雌雄不拘。

【实验器材】

25% 氨基甲酸乙酯液、液状石蜡、生理盐水、1∶10⁴肾上腺素溶液、1∶10⁵乙酰胆碱溶液、台氏液、1∶10⁴毛果芸香碱溶液、1mol/L 盐酸溶液、1mol/L 氢氧化钠溶液、工业乙醇溶液;BL-420E 生物机能实验系统、张力换能器、桥式放大器、哺乳类动物手术器械 1 套、恒温浴槽或麦氏浴槽、铁架台、温度计、酒精灯、螺旋夹、气泵或球胆、三角铁架、烧杯。

【实验方法与步骤】

(1)连接麦氏浴槽装置:在玻璃麦氏浴槽内盛一定量的 38℃ 的台氏液,并在浴槽外壁液平面处作一标记,将浴槽浸于盛有 38~40℃ 温水的大烧杯内,在其杯底用酒精灯间断加热,使杯内水温维持在 38~40℃。将温度计悬挂于麦氏浴槽内,经常观察浴槽内的温度。用气泵或装有氧气的球胆经橡皮管与细塑料管相连,细塑料管插入麦氏浴槽底部向浴槽内供氧,控制氧气供应量,使逸出的气泡细小而均匀。

(2)制备标本:用木槌猛击兔头枕部使其昏迷,迅速剖开腹腔找到胃,以胃幽门与十二指肠处为起点,先将肠系膜沿肠缘剪去,再剪取 20~30cm 肠管。在肠管外壁用手轻轻挤压以除去肠管内容物,并迅速将肠管放入 38℃ 左右的台氏液中浸浴,当肠管出现明显活动时,将其剪成 2~3cm 长的肠小段,用线结扎其两端,一端系于固定钩上,另一端系于换能器。适当调节换能器高度,使其与标本间的连线松紧度合适,且标本和连线应悬于浴槽中央,不与周围浴槽壁和温度计等接触。

(3)观察项目

1)小肠平滑肌的正常收缩曲线:观察指标为离体小肠平滑肌收缩曲线的基线水平、收缩幅度及节律。

2)乙酰胆碱的作用:用滴管加乙酰胆碱溶液(1∶10⁵)1~2 滴于浴槽内,观察到效应后,立即从排水管放出浴槽内含乙酰胆碱的台氏液,从侧管加入 38℃的新鲜台氏液,反复 3 次,以洗去残余药物,使之降到无效浓度。再换入新鲜台氏液,待平滑肌恢复正常活动后进行下一项实验。

3)肾上腺素的作用:用滴管加肾上腺素$(1:10^4)$溶液 2 滴于浴槽内,观察收缩效应,见效后按上法更换台氏液。

4)毛果芸香碱的作用:用滴管加毛果芸香碱$(1:10^4)$溶液 2 滴于浴槽内,观察收缩效应,见效后按上法更换台氏液。

5)温度的作用:将浴槽内台氏液放出,换以 25℃台氏液,观察收缩有何改变。同法换以 38℃和 42℃台氏液,观察对收缩活动的影响。

6)盐酸的作用:用滴管加 2 滴 1mol/L 盐酸溶液于浴槽内,观察平滑肌的反应。见效后按上法更换台氏液。

7)氢氧化钠的作用:用滴管加 2 滴 1mol/L 氢氧化钠溶液于浴槽内,观察收缩效应。

【实验结果】

见表 2-8-1。

表 2-8-1　各种因素对小肠平滑肌收缩曲线的影响

项目	基线	幅度	节律
正常收缩曲线			
滴加乙酰胆碱			
滴加肾上腺素			
滴加毛果芸香碱			
25℃台氏液			
42℃台氏液			
滴加盐酸			
滴加氢氧化钠			

【注意事项】

(1)各项实验的药液用量均为参考数据,可根据平滑肌反应程度而做适当改变。

(2)每次加药见效后,必须立即用 38℃台氏液更换浴槽内灌注液,至少 3 次,待肠段运动恢复正常后再进行下项实验。

(3)每项实验时台氏液的量都应相同,即液面置于浴槽管壁标记处。

(4)供氧气泡过大过急都会使悬线振动,导致标本较大幅度地摆动而影响记录。

(5)肠运动幅度过小或频率过低,多因缺氧所致,应加大氧气供应量。

【思考题】

(1)小肠平滑肌为什么容易发生强直收缩?

(2)小肠平滑肌的生理特性与骨骼肌、心肌有何不同?

(3)离体平滑肌实验中为什么要不断供氧?

(4)小肠平滑肌收缩和舒张均较缓慢是何原因?

(5)制备小肠平滑肌标本时,为什么不用药物麻醉后的兔小肠,而用击昏后的兔小肠?

(张晓芸)

实验二 胆汁分泌与排出的调节

【实验目的】

学习胆总管插导管的方法,研究神经、体液因素对胆汁分泌和排出的调节。

【实验原理】

胆汁是体内重要的消化液,它是由肝脏分泌的黄绿色液体,其分泌活动是连续的。有胆囊动物在非消化期,肝脏分泌的胆汁由胆囊管进入胆囊储存、浓缩。在消化期,各肝叶分泌的肝胆汁和胆囊胆汁一起进入十二指肠。胆汁的分泌和排出受神经和体液因素的双重调节,且以体液调节为主。

【实验对象】

健康家兔,体重2.0~3.0kg,雌雄不拘。

【实验器材】

25%氨基甲酸乙酯、0.5%盐酸、1%阿托品液、促胰液素或粗制促胰液素;哺乳类动物手术器械、兔手术台、BL-420E生物机能实验系统、细塑料管、注射器。

【实验方法与步骤】

(1)麻醉与固定:家兔称重后,25%氨基甲酸乙酯液按4ml/kg的剂量经耳缘静脉注射麻醉家兔,待动物麻醉后,将其仰卧位固定于兔手术台上。

(2)颈部手术:颈部正中切口,分离皮下软组织,暴露气管,插入气管插管,用线固定。在气管两侧,仔细寻找并分离迷走神经,在神经下穿线备用。

(3)胆总管插管:在上腹部沿中线切开皮肤5~6cm,再沿腹白线切开腹壁,暴露肝脏和十二指肠,将肝脏轻推到右上方,并向左牵拉十二指肠,在肝-十二指肠韧带内可见一条浅黄色细管,并一直延伸到十二指肠(在进入十二指肠壁处可摸到十二指肠乳头),此即胆总管。用玻璃分针在近十二指肠端仔细分离胆总管0.5cm左右,在其下方穿双线,结扎近肠壁端,在结扎上方剪一小口,将预先充满生理盐水的细塑料管向肝脏方向插入0.3~0.5cm,并结扎固定,此时可见有胆汁流出。

手术完毕,用38℃左右的生理盐水纱布覆盖腹部切口,以保持腹腔内温度。调节兔台与桌面成75°角,头高脚低,细塑料管连到记滴器,记录胆汁分泌量。

(4)观察项目

1)观察正常状态下,单位时间内胆汁流出的滴数。

2)向十二指肠内缓慢注入0.5%盐酸20~40ml,观察胆汁分泌量有何变化,连续记录30min。

3)耳缘静脉注入0.5mg/ml促胰液素2ml(或粗制促胰液素5ml),观察胆汁分泌量有何变化,连续记录30min。

粗制促胰液素制备方法:从急性实验动物十二指肠端开始,向下截取两尺小肠,将肠腔冲洗干净后纵向剪开平铺于木板上,用解剖刀刮下全部黏膜放入研钵,加入5g碎玻璃共研磨,并添加0.5%盐酸10~15ml。将得到的稀浆倒入烧杯中,再加0.5%盐酸100~150ml,煮沸10~15min,而后用10%~20%NaOH液趁热中和。玻璃棒搅拌均匀并用石蕊试纸检查反应,待至中性时,趁热过滤,过滤后再检查反应(可调至弱酸性)。制品应低温保存,避免活性下降。

4）收集胆汁,用生理盐水稀释 1 倍后,从耳缘静脉注射 1ml 稀释液,观察胆汁分泌变化。

5）结扎并剪断迷走神经,刺激其外周端,观察胆汁分泌变化。

6）耳缘静脉注射 1% 阿托品 1ml,观察胆汁分泌量变化。

【实验结果】

见表 2-8-2。

表 2-8-2　神经体液因素对胆汁分泌的影响

项目	胆汁(滴/min)	备注
正常对照		
十二指肠内注入 0.5% 盐酸		
静脉注射促胰液素		
静脉注射稀释胆汁		
电刺激迷走神经		
静脉注射 1% 阿托品		

【注意事项】

（1）动物开腹后注意保温。

（2）分离胆总管时,尽量避免损伤周围组织。

（3）插管应固定,插入不宜太深,并始终保持与胆总管方向一致,防止扭曲。

（4）观察项目应在前一项反应基本恢复后,再进行下一项目的观察。

【思考题】

（1）胆汁分泌的调节因素有哪些? 最重要的因素是什么?

（2）静脉注射促胰液素对胆汁分泌有何影响? 机制何在?

（3）静脉注射稀释胆汁为何可使胆汁分泌增加?

（张晓芸）

实验三　肝性脑病

【实验目的】

掌握肝性脑病动物模型的复制方法,理解氨在肝性脑病发病机制中的作用。

【实验原理】

本实验通过肝脏大部分结扎制作急性肝功能不全动物模型,使机体肝脏鸟氨酸循环受阻,氨的清除能力下降。继而经由消化道输入碱性氯化铵溶液,导致肠道中氨生成增多并吸收入血,引起实验动物血氨迅速升高,出现震颤、抽搐、昏迷等类似肝性脑病症状,证明氨在肝性脑病发病机制中起主要作用。

【实验对象】

家兔,体重 2.0~3.0kg,雌雄不拘。

【实验器材】

兔手术台、手术器械1套、注射器(5ml,10ml,50ml)、导尿管、搪瓷圆盘、粗棉线、细丝线;1%普鲁卡因液、复方氯化铵溶液、1%乙酸液、2.5%谷氨酸钠混合液。

【实验方法与步骤】

(1)实验组家兔操作步骤

1)家兔1只,称重,仰卧固定于兔台上,剪去腹部正中被毛,在上腹部正中用1%普鲁卡因作浸润性局麻。

2)从胸骨剑突起沿腹部正中向下做一个5~6cm长的切口,打开腹腔后,即可见到肝脏。用手轻轻向下压肝脏,切断肝与横膈之间的镰状韧带。将肝脏各叶向上翻,除右外叶及与胃连接紧密的肝尾页外,用粗棉线自根部将其余各叶结扎。顺着胃幽门部找出十二指肠,在其表面作荷包缝合,用眼科剪剪一小口,插入一导尿管,结扎固定,然后关闭腹腔,进行观察和试验。

3)观察家兔的一般情况、呼吸频率及深度、角膜反射及对刺激的反应。通过十二指肠插管向肠腔内注入复方氯化铵溶液[5ml/(kg·5min)]。仔细观察动物情况(呼吸加速、反应性增高、肌肉痉挛等),直至出现全身性大抽搐为止。记录从给药开始到痉挛抽搐发作时间及用药总量,并换算每kg体重的用药量。

(2)对照组家兔操作步骤:家兔1只,做肝脏假手术(游离肝脏后不作结扎),其余操作及观察项目同实验组。记录从给药开始到痉挛抽搐发作时间及用药总量,并换算每kg体重的用药量,与实验组结扎肝脏兔所用之量进行比较。并用同样方法进行治疗。

【实验结果】

见表2-8-3。

表2-8-3 肝性脑病的实验观察记录

组别	呼吸(次/min)	角膜反射	对刺激反应	死亡时间	用药总量
对照组					
实验组					

【注意事项】

(1)切断镰状韧带时要小心勿伤害其后方的下腔静脉。

(2)结扎线应扎于肝叶根部避免拦腰勒破肝叶。

【思考题】

(1)结合本实验,说明血氨升高的原因。

(2)氯化铵中毒的机制是什么?

(3)血氨升高时对脑有何毒性作用?

(4)简述肝性脑病诱因及发病机制。

(5)肝功能严重损伤者需灌肠时应选用何种灌肠液?为什么?

(高 伟)

实验四 家兔肠缺血-再灌注损伤

【实验目的】

掌握肠缺血-再灌注损伤模型的复制方法,观察家兔肠缺血-再灌注损伤时的变化并探讨其发生机制。

【实验原理】

本实验通过肠系膜上动脉结扎,阻断一段小肠的血液供应,持续一段时间后,再恢复血液灌注,以复制家兔肠缺血-再灌注损伤的模型。

【实验对象】

家兔,体重 2.0~3.0kg,雌雄不拘。

【实验器材】

颈总动脉插管及动脉血压测定装置、BL-420E 机能实验系统、兔手术台、注射器、哺乳动物手术器械(1 套)。25% 氨基甲酸乙酯液、0.1% 肝素生理盐水。

【实验方法与步骤】

(1)家兔称重,通过耳缘静脉注射 25% 氨基甲酸乙酯液(4ml/kg)进行麻醉,仰卧固定于兔手术台。

(2)颈部剪毛,正中做 5~6cm 的切口,逐层分离颈部组织,分离出左侧的颈总动脉,穿线备用。向压力换能器内注满 0.1% 肝素生理盐水,注意不要留气泡,颈总动脉插管、固定、测定家兔动脉血压。

(3)腹部正中切口打开腹腔,找到并分离肠系膜上动脉,穿线备用。

(4)观察指标

1)记录各项指标正常值:血压数值、肠系膜表层的颜色、有无水肿、有无出血点发生。

2)结扎肠系膜上动脉(结扎时必须垫上橡皮管),此时根据结扎时间不同,可分两组进行:A 组,结扎时间 2h;B 组,结扎时间 1h,然后恢复血供 1h。记录上述指标的变化以及该变化出现的时间。

【实验结果】

见表 2-8-4。

表 2-8-4 肠系膜上动脉结扎后不同处理情况对各项指标的影响

组别	动脉血压	肠壁情况		
		颜色	水肿	出血点
正常				
A 组				
B 组				

【注意事项】

(1)务必注意麻醉药物的剂量适度:过浅,动物会有明显的疼痛反应,不利于实验进展;过深,很可能会造成呼吸抑制,动物死亡。

(2)移动腹腔内脏力求轻柔,不要过度牵拉损伤肠管。

(3)分离肠系膜上动脉时务必小心细致,结扎时要用粗棉线,不要使用尖锐的器械,以免出现大出血。

【思考题】

（1）缺血再灌注损伤时活性氧产生的主要机制是什么？

（2）临床上哪些情况可能发生肠缺血再灌注损伤？如何防治？

（刘同美）

实验五　肝功能损害对药物作用的影响

【实验目的】

观察肝功能损害对药物作用的影响。

【实验原理】

肝脏具有分泌、代谢、生物转化等功能。硫喷妥钠为静脉麻醉药,起效快,产生抗焦虑、镇静、催眠、抗惊厥和麻醉作用,而且呈现典型的量效关系;肝功能损害可影响硫喷妥钠的这些作用。

【实验对象】

小鼠,体重 20~30g,雌雄不拘。

【实验器材】

天平、1ml 注射器、鼠罩、剪刀;0.4%硫喷妥钠溶液、10%四氯化碳油剂。

【实验方法与步骤】

（1）实验前 24h 皮下注射 10%四氯化碳油剂造成肝脏损伤。

（2）取体重相近的健康小鼠及已损害肝脏的小鼠各两 2 只,称重,标记。

（3）分别由腹腔注射 0.4%硫喷妥钠溶液 0.1ml/10g,以反正反射消失为麻醉标准,在表 2-8-5 中记录并比较两只小鼠麻醉时间。

（4）处死解剖小鼠,观察肝脏有何不同。

【实验结果】

见表 2-8-5。

表 2-8-5　肝功能损伤对小鼠硫喷妥钠麻醉时间的影响

组别	体重/g	药量/ml	注射时间	产生作用时间	醒转时间	维持时间
正常组						
肝损害组						

【注意事项】

（1）腹腔注射位置剂量要准确。

（2）分离肝脏动作轻柔,以免伤及肝脏组织。

【思考题】

比较肝脏损伤前后的各项指标有何不同并加以解释。

（王　琳）

第九章 泌尿系统

实验一 影响尿生成因素的分析

【实验目的】

学会家兔膀胱插管法和尿糖定性实验检测方法,观察神经、体液等因素对尿生成的影响。

【实验原理】

尿生成包括肾小球的滤过、肾小管与集合管的重吸收和分泌等过程。肾小球滤过作用的动力是有效滤过压,而有效滤过压的高低主要取决于以下三个因素:肾小球毛细血管血压、血浆胶体渗透压和囊内压。一般情况下,囊内压不会有明显变化。肾小球毛细血管血压主要受全身动脉血压的影响,当动脉血压为 $80\sim160$ mmHg 时,由于肾血流的自身调节作用,肾小球毛细血管血压均能维持在相对稳定水平,但当动脉血压高于 160mmHg 或低于 80mmHg 时,肾小球毛细血管血压就会随血压变化而变化,肾小球滤过率也就发生相应变化。另外,血浆胶体渗透压降低,会使有效滤过压增高,肾小球滤过率增加。影响肾小管和集合管泌尿机能的因素包括肾小管溶液中溶质浓度和抗利尿激素等。肾小管溶质浓度增高,可妨碍肾小管对水的重吸收,因而使尿量增加;抗利尿激素可促进肾小管和集合管对水的重吸收,导致尿量减少。葡萄糖可以在肾小球滤过,生理状态下可在近段小管被完全重吸收,当血糖浓度超过近端小管对葡萄糖的吸收能力(肾糖阈,180mg/100ml)时,终尿中即会出现葡萄糖。

【实验对象】

家兔,体重 $2.0\sim3.0$ kg,雌雄不拘。

【实验器材】

哺乳类动物常规手术器械、电刺激器、保护电极、气管插管、纱布、丝线、培养皿、膀胱插管、尿糖定性试纸输液装置;25%氨基甲酸乙酯液、0.01%去甲肾上腺素溶液、呋塞米注射液、垂体后叶素注射液、25%葡萄糖溶液、0.9%氯化钠溶液等。

【实验方法与步骤】

(1) 手术操作

1) 取家兔一只称重,耳缘静脉注射 25%氨基甲酸乙酯液(4ml/kg)麻醉后,将家兔仰卧固定在手术台上。用输液装置由耳缘静脉给家兔静滴 0.9%氯化钠溶液。在需要静脉注射给药时可作为静脉通道,减少注射次数。

2) 剪去颈部兔毛,做颈部正中切口,分离气管、插入气管插管并固定。分离两侧迷走神经,在其下穿线备用。颈部手术完毕后,用温热的生理盐水纱布覆盖,以保护创面。

3) 剪去下腹部毛,在耻骨联合上 1.5cm 处向上作正中切口长约 $5\sim8$ cm。分离皮下组织,沿腹白线剪开腹壁,暴露出膀胱,并将膀胱翻出体外,在膀胱顶端部位,选择血管稀少处用两把止血钳相距 1.5cm 提起膀胱,中间部位切口,插入膀胱插管,用线绳将插管与膀胱一同扎紧、固定。

4)将膀胱插管另一端偏向手术台一侧,让尿液滴入培养皿。手术完毕后用温热的生理盐水纱布覆盖腹部切口处。

(2)观察项目

1)记录正常尿量(滴/min)。

2)耳缘静脉注射 0.01% 去甲肾上腺素液 0.25ml/kg,观察尿量变化。

3)在注射葡萄糖前取两滴尿液做尿糖定性实验,然后由耳缘静脉快速注射 25% 葡萄糖溶液(5ml/kg),观察尿量变化。当尿量增多时,再取两滴尿液用定性试纸测定尿糖。

4)结扎并剪断右侧迷走神经,用保护电极电刺激外周端,观察尿量变化。

5)耳缘静脉注射呋噻米 5mg/kg,观察尿量变化。

6)耳缘静脉注射垂体后叶素 2U/kg,观察尿量变化。

【实验结果】

见表 2-9-1。

表 2-9-1 神经体液因素对家兔尿量影响

观察项目	尿液(滴/min)	备注
正常对照		
去甲肾上腺素		
25% 葡萄糖溶液		
电刺激迷走神经		
呋噻米		
垂体后叶素		

【注意事项】

(1)为保证动物在实验时有充分的尿液排出,实验开始即给家兔静脉补液。

(2)实验需多次静脉注射,故需保护好耳静脉。应尽量从静脉远端开始注射,逐步移向耳根部,以免反复注射时造成注射困难。

(3)手术操作应轻柔。腹部切口不可过大,避免损伤性尿闭。剪开腹膜时,注意不要伤及内脏。

(4)实验项目顺序可根据实验情况灵活掌握,基本原则是促使尿生成增多与减少的实验项目应交替进行。如插管后无尿,可先注射葡萄糖利尿,待其作用消失并恢复正常后再进行其他实验。

(5)每次实验必须在上一个实验作用基本消失,尿量恢复到接近实验正常水平时再进行。

(6)环境温度对尿量影响很大,实验过程中注意动物保温。

【思考题】

(1)大量饮水、静脉注射生理盐水和高渗葡萄糖所引起的多尿,其机制有何不同?

(2)静脉注射垂体后叶素后,尿量常常会出现先多后少的现象,如何解释?

（3）静脉注射呋噻米后,尿量增加的特点和机制是什么?

（4）静脉快速注射葡萄糖后,为什么会出现尿糖?

（5）电刺激迷走神经外周端尿量如何变化?为什么?

（李　宁）

实验二　不同作用机制利尿药作用的比较

【实验目的】

观察呋塞米对小鼠的利尿作用及对电解质排泄的影响。

【实验原理】

呋塞米属高效利尿剂,作用于髓袢升枝粗段的皮质与髓质部,抑制 Cl^- 和 Na^+ 的主动重吸收,发挥强大的利尿作用。钠、钾金属离子经火焰激发后,可发出特异的光谱,钠受激发后发出黄光,波长为589nm,钾则呈红色,波长767nm。溶液中金属离子浓度越高,发射的光越强,两者呈正比关系。利用相应的滤光技术、光电检流仪可测定相应光的强度。根据标准液离子浓度可计算出样品中离子浓度(需要相应的滤波片),这是火焰光度计的工作原理。

【实验对象】

小鼠,20~25g,雌雄不拘。

【实验器材】

1% 呋塞米,生理盐水、钠标准贮存液(100mEq/L)、钾标准贮存液(10mEq/L)、钠、钾应用标准液(钠 1.4mEq/L,钾 0.04mEq/L)、小鼠代谢笼,注射器,烧杯,量筒,6410 火焰光度计。

【实验方法与步骤】

（1）将动物随机分为两组:给药组及生理盐水对照组,每组 10 只小鼠。

（2）试验前给每只小鼠水负荷:每只生理盐水 0.5ml/10g 灌胃,20min 后给药组每只动物腹腔注射 1% 呋塞米 0.1ml/10g,对照组给予等容量的生理盐水。注射后立即将小鼠放入代谢笼,收集 30min 尿量。

（3）尿钠、尿钾的测定

1）仪器准备:调整火焰光度计,使其处于工作状态。

2）标本稀释:取尿液 0.1ml,去离子水 9.9ml,将尿液用去离子水稀释 100 倍。

3）标本测定:先用去离子水调节零点,然后测标准液,得到标准液的离子浓度读数,即 $[Na^+]$、$[K^+]$ 分别为140mmol/L、4mmol/L。最后测待测样品,直接读出尿钠、钾的浓度。尿液排钠量及排钾量计算:排出量(mg)= 所测离子读数(mmol/L)×尿量(L)× 分子量 × 稀释倍数。测定结束后,以去离子水冲洗管道后关机。

【实验结果】

（1）计算用呋塞米后排钠量及排钾量。

（2）制作表 2-9-2,比较给药组、对照组动物在尿量、排钠、排钾量上的区别。

表 2-9-2　利尿药对小鼠尿量及排钠排钾的影响

组别	尿量/ml	排钠量/mg	排钾量/mg
生理盐水组			
呋塞米组			

【注意事项】

（1）灌胃动作要轻柔,以免造成组织损伤。

（2）腹腔注射给药操作要规范。

【思考题】

（1）利尿药与脱水药的药理作用和临床应用有哪些异同点?

（2）各类利尿药与脱水药的代表药有哪些?对水和电解质有哪些影响?

（王　琳）

实验三　肾功能损害对药物作用的影响

【实验目的】

掌握肾损害模型的制备方法,观察肾功能状态对药物作用的影响。

【实验原理】

链霉素主要经肾脏排泄,肾脏功能状态不同,其药物消除的速率不同。氯化高汞可使肾小管细胞坏死,造成肾功能损坏,药物排泄受阻,导致药物在体内蓄积中毒。

【实验对象】

昆明种小鼠,体重 18~22g,雌雄不拘。

【实验器材】

2.5%硫酸链霉素溶液、0.1%氯化高汞溶液、苦味酸溶液;注射器、电子天平、小烧杯、鼠笼。

【实验方法与步骤】

（1）肾损害模型的制备:实验前 24h 小鼠腹腔注射 0.1%氯化高汞溶液 0.1ml/10g 体重。

（2）分组:正常组和肾损害组,每组 2 只小鼠,分别标记、称重。

（3）观察小鼠肌张力、呼吸情况、口唇黏膜颜色。

（4）4 只小鼠分别腹腔注射 2.5%硫酸链霉素溶液 0.2ml/10g 体重。

（5）观察并记录各小鼠表现:肌张力、呼吸情况、口唇黏膜颜色、死亡。

【实验结果】

见表 2-9-3。

表 2-9-3　肾功能损害对药物作用的影响

组别	鼠号	体重/g	给药途径	剂量/ml	给药后表现
正常组	1				
	2				
肾损害组	3				
	4				

【注意事项】

如实验室室温在 20℃ 以下,需给小鼠保暖。

【思考题】

(1) 肾脏功能状态如何影响药物的作用?

(2) 肾脏功能状态对临床用药有何指导意义?

(王学健 康 白)

第十章　能量代谢

人体基础代谢率测定

【实验目的】

掌握用改良式肺量计测定基础代谢的原理和方法;学会基础代谢率(BMR)的计算方法。

【实验原理】

基础代谢是指机体在基础条件下(即机体清醒、安静、卧位、空腹、室温20℃左右)的能量代谢。测定方法分直接测定法和间接测定法,通常采用间接测定法。方法是测定机体在单位时间内的耗氧量(一般测定6min的耗氧量),乘以氧热价,间接推算出机体的产热量。单位时间内的耗氧量可用闭合式或开放式方法测定,本实验用改良式肺量计代替基础代谢仪,采用闭合式方法测定耗氧量。

【实验对象】

人。

【实验器材】

改良式肺量计、鼻夹、橡皮接口、温度计、气压计、身高测量仪、简易床、钠石灰、75%乙醇溶液、氧气。

【实验方法与步骤】

(1) 受试者于实验前12h禁食。测定一般在清晨进行。测定前受试者静卧20~30min,保持清醒,情绪安静,肌肉放松。室温18~25℃。

(2) 实验前准备:肺量计外筒盛水,水量约为外筒容量的4/5;钠石灰匣内装入新鲜钠石灰;将肺量计与蛇形管、呼吸气活瓣即三通开关连接好;检查肺量计各部分是否漏气;记纹鼓装载记录纸,记录笔槽内加墨水并调好笔尖位置;浮筒内充氧,橡皮接口消毒。开机后检查记纹鼓、鼓风机是否运转。

(3) 受试者夹好鼻夹,接口消毒后让受试者衔于口中,扭动三通活塞,使接口与外界相通。在受试者练习用口呼吸3min后,扭动活塞使口与浮筒相通,让受试者平静呼吸浮筒内氧气。

(4) 当受试者习惯呼吸浮筒内氧气后,即可开动记纹鼓描记呼吸曲线。速度可调至1格/min,共记录6min的耗氧量。取下受试者鼻夹和橡皮接口,休息5min再重测一次。

(5) 计算耗氧量方法:取下呼吸曲线记录纸,在该曲线上下端(吸气末和呼气末)各引一条直线,如两条直线平行说明结果正确。在下端直线上,找到正式记录开始点,引一条水平线;在6min记录结束点引一条垂直线,并找到垂直线与上述水平线"相交点",6min记录结束点与"相交点"间的距离即可得出6min耗氧量,再乘以10,即可得出1h的耗氧量。

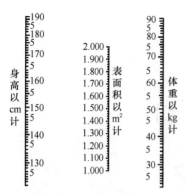

图 2-10-1　体表面积测算图

（6）计算总产热量方法：根据呼吸商和氧热价求出机体每小时的产热量。一般混合膳食者在基础状态下的呼吸商为 0.82，氧热价为 20.202J/L。产热量（J/h）= 耗氧量（L/h）×20.202（J/L）。

（7）体表面积测算方法：根据受试者的身高和体重，从体表面积检查图（图 2-10-1）可得出体表面积。即测得身高和体重在左右标尺中查出两点，两点之间的连线与中间标尺相交点的数值即体表面积。

（8）计算 BMR 方法：BMR 是每小时单位体表面积的产热量，其表示方法有两种，一种是绝对值（也称为基础代谢值）；另一种是相对值。由于个人的体表面积、年龄、性别等差异，其基础代谢值也不同，因此常和正常基础代谢平均值比较，计算基础代谢值的相对值（也称为 BMR）来表示。

$$BMR = \frac{受试者实测值-正常平均值}{正常平均值} \times 100\%$$

我国人正常基础代谢平均值，可根据受试者的性别、年龄查得（表 2-10-1）。

表 2-10-1　我国人正常基础代谢平均值（J/h · m²）

年龄/岁	11~15	16~17	18~19	20~30	31~40	41~50	50 以上
男性	195.5	193.4	166.2	157.9	158.7	154.1	149.1
女性	172.5	181.7	154.1	146.5	146.9	142.3	138.6

【实验结果】

记录受试者的每小时耗氧量、总产热量、体表面积和基础代谢值，并比较判断 BMR 是否正常，见表 2-10-2。

表 2-10-2　基础代谢测定指标

项目	测定数值	备注
每小时耗氧量		
每小时总产热量		
体表面积		
基础代谢值		

【注意事项】

（1）实验前检查仪器是否漏水、漏气。注意肺量计三通阀的启闭位置，呼、吸气活瓣的方向及启闭程度，浮筒内充足氧气。

（2）钠石灰为粉红色小颗粒，多次使用后吸收 CO_2 的能力大为降低，不宜再用。

（3）外筒内盛水量不可太多。浮筒上提或下降时要打开进气阀门，以防外筒水溢入钠石灰匣和蛇形管内。

（4）浮筒顶端的细绳要与滑轮垂直，勿使浮筒升降时摩擦。

（5）受试者实验时务必夹好鼻夹，情绪稳定，呼吸时不要看着描记笔。

【思考题】

（1）本实验中钠石灰的作用是什么？为什么浮桶内气体减少量代表耗氧量，而不用减去呼出气的 CO_2 量？

（2）基础代谢率测定常用于哪些疾病的辅助诊断？

（王玉良）

第十一章　感觉器官

实验一　视野、视敏度和盲点的测定

一、视野、视敏度的测定

【实验目的】

学习测定视力的方法、视野计的使用方法和视野的检查方法,了解测定视野的意义。

【实验原理】

视力又称视敏度,是指眼分辨物体细微结构的能力,以能分辨空间二点的最小距离为衡量标准。对人来说,是用来检查视网膜中央凹精细视觉的分辨能力。临床规定,当能分辨二点间的最小视角为一分时(指这两点与相距 5m 远的眼所形成的视角),视力为 1.0,这两点间的距离约为 1.5mm,相当于视力表第 10 行字的每一笔划所间隔的距离。因此,在距视力表 5m 处能分辨第 10 行字,为正常视力。

视野是单眼固定注视正前方时所能看到的空间范围,又称为周边视力,也就是黄斑中央凹以外的视力。借助此种视力检查可以了解整个视网膜的感光功能,并有助于判断视觉传导通路以及视觉中枢的机能。正常人的视力范围在鼻侧和额侧的较窄,在颞侧和下侧的较宽。在相同的亮度下,白光的视野最大,红光次之,绿光最小。不同颜色视野的大小,不仅与面部结构有关,更主要的是取决于不同感光细胞在视网膜上的分布情况。

【实验对象】

人。

【实验器材】

视力表、指示棒、米尺、直尺、遮眼板、视野计、视标(白色、红色和绿色)、视野图纸、笔等。

视野计简介:常用的是弧形视野计(图 2-11-1),是一个安在支架上的半圆弧型金属板,可围绕水平轴旋转 360°,该圆弧上有刻度,表示由点射向视网膜周边的光线与视轴之间的夹角。视野界线即以此角度表示。在圆弧内面中央装一个固定的小圆镜,其对面的支架上附有可上下移动的托颌架。测定时,受试者的下颌置于托颌架上。托颌架上方附有眼眶托,测定时附着在受试者眼窝下方。此外,视野计附有各色视标,在测定各种颜色的视野时使用。

【实验方法与步骤】

(1) 视力测试:将视力表挂在光线充足而均匀的地方,让受试者在距离 5m 远处测试。视力表上第 10 行字应与受试者眼同高。受试者用遮眼板遮住一眼,另一眼看视力表,按实验者的指点从上而下进行识别,直到能辨认最小的字行为止,以确定该眼视力。同法确定另一眼视力。若受试者对最上一行字也不能辨认,则须令受试者向前移动,直至能辨认最上一行字为止,并按通用公式推算视力:

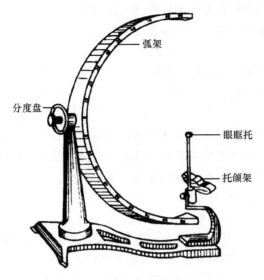

图 2-11-1　视野计

$$V=d/D$$

式中,V 是视力;d 表示所看清物体与人眼的距离;D 为物体在眼内形成分角时的距离。

（2）视野测试

1）准备:在明亮的光线下,受试者下颌放在托颌架上,眼眶下缘靠在眼眶托上,调整托架高度,使眼与弧架的中心点在同一条水平线上。遮住一眼,另一眼凝视弧架中心点,接受测试。

2）实验者从周边向中央缓慢移动紧贴弧架的白色视标,直至受试者能看到为止。记下此时视标所在部位的弧架上所标之刻度。退回视标,重复测试一次,待得出一致的结果以后,将结果标在视野图的相应经纬度上。同法测出对侧相应的度数。

3）将弧架依次转动 45°角,重复上述测定,共操作 4 次得 8 个度数,将视野图上 8 个点依次相连,便得出白色视野的范围,如图 2-11-2 所示。

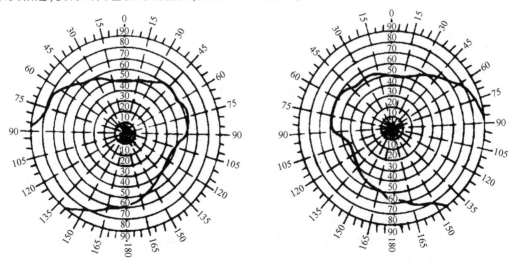

图 2-11-2　视野测定坐标图纸

4）按上述方法分别测出该侧眼的红色、绿色视野。

5）同法测出另一眼的白色、红色、绿色视野。

【实验结果】

（1）记录左眼和右眼测试的视力结果。

（2）用视野图纸绘制视野测试结果。

【注意事项】

（1）在测试中，要求被测眼一直注视圆弧形金属架中心固定的小圆镜。

（2）测试视野时，以被测者确实看到视标为准，即测试结果必须客观。

（3）视力测试中，受试者与视力表的距离一定要准确。

（4）视力表处的光线要符合要求。

【思考题】

（1）一患者左眼颞侧视野、右眼鼻侧视野发生缺损，请判断其病变的可能部位。

（2）夜盲症患者的视野将会发生什么变化？为什么？

（3）视交叉病变时，患者视野将会出现何种改变？为什么？

（4）近视发生的原因有哪些？

二、盲点的测定

【实验目的】

学习盲点的测试方法，证明盲点的存在并计算盲点所在的位置和范围。

【实验原理】

视网膜在视神经离开视网膜的部位（即视神经乳头所在的部位）没有视觉感受细胞，外来光线成像于此不能引起视觉，故称该部位为生理性盲点。由于生理性盲点的存在，所以视野中也存在生理性盲点的投射区。此区为虚性绝对性暗点，在客观检查时是完全看不到视标的部位。根据物体成像规律，通过测定盲点投射区域的位置和范围，可以依据相似三角形各对应边成正比的定理，计算出盲点所在的位置和范围。

【实验对象】

人。

【实验器材】

遮眼板、黑色和白色视标、白纸、直尺、笔等。

【实验方法与步骤】

（1）将白纸贴在墙上，受试者立于纸前500mm处，用遮眼板遮住一眼，在白纸上与另一眼相平的地方用铅笔划一"+"字记号。令受试者注视"+"字。

（2）实验者将视标由"+"字中心向被测眼颞侧缓缓移动。此时，受试者被测眼直视前方，不能随视标的移动而移动。当受试者恰好看不见视标时，在白纸上标记视标位置。然后将视标继续向颞侧缓缓移动，直至又看见视标时记下其位置。由所记两点连线之中心点起，沿着各个方向向外移动视标，找出并记录各方向视标刚能被看到的各点，将其依次相连，即得一个椭圆形的盲点投射区，见图2-11-3。

（3）根据相似三角形各对应边成正比定理，可计算出盲点与中央凹的距离及盲点直径。盲点距中央凹的距离=盲点投射区至"+"字距离×15/500（mm），盲点直径=盲点投射区直径×15/500（mm）。

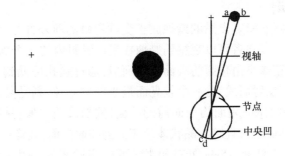

图 2-11-3　右侧盲点的测定

【实验结果】

见表 2-11-1。

表 2-11-1　盲点测定结果(mm)

眼别	盲点距中央凹的距离	盲点直径
左眼		
右眼		

【注意事项】

(1) 在测试中,用遮眼板遮住一眼。

(2) 被测试眼直视前方,眼球不要移动。

【思考题】

(1) 何谓生理盲点？为何正常人并不感到它的存在？

(2) 当盲点范围发生变化时,我们应注意什么？

(3) 在我们日常注视物体时,为什么没有感觉到生理性盲点存在？

(李　宁)

实验二　视觉调节反射和瞳孔对光反射

【实验目的】

观察视觉调节反射与瞳孔对光反射。

【实验原理】

人眼由远视近或由近视远时会发生调节反射。当视近物时,引起晶状体凸度增加,同时发生缩瞳和两眼辐辏;视远物时,即发生相反的变化。人眼在受到光刺激时,瞳孔缩小,称为瞳孔对光反射。本实验应用球面镜结缘规律,证明在视近物时眼折光系统的调节主要是晶状体前表面凸度的增加,并观察视近物时和光刺激时瞳孔缩小的现象。

【实验对象】

人。

【实验器材】

蜡烛、火柴、电筒。

【实验方法与步骤】

（1）在暗室内进行实验。点燃的蜡烛放于受试者眼的前外方并上下移动,让受试者注视数米外的某一目标。实验者可以观察到蜡烛在受试者眼内的三个烛像(图 2-11-4A)。其中最亮的中等大小的正像是由角膜前表面反射而成;通过瞳孔可见到一个较暗而大的正立像,系由晶状体前表面反射而成;另一个较亮而最小的倒立像,则是晶状体后表面的反射而形成。由于角膜和晶状体前表面均为向前的凸面,故形成正立像;晶状体的表面曲率小于角膜前表面曲率,故其像较大且暗。晶状体后表面为凹面向前,其像为倒立,且小而亮。

（2）让受试者转而注视 15cm 处的近物(可由实验者竖一手指作目标),此时可见(图 2-11-4B)中最大的正立像向最亮的正立像靠近且变小。这说明视近物时晶状体前表面凸度增加靠近角膜,曲率变大,而角膜前表面和晶状体后表面的曲率及位置均未明显改变。这就是眼的调节反射。

（3）在受试者注视近物时,还可见到瞳孔缩小,双眼向鼻侧会聚,前者称缩瞳反射,后者称辐辏反射。

（4）让受试者注视远方,观察其瞳孔大小。再用电筒照射受试者一眼,可见受光照眼瞳孔即刻缩小,如用手在鼻侧挡住以防止光照射另一眼,重复上述试验,可见双眼瞳孔同时缩小,这称互感性光反射。

【实验结果】

（1）视觉调节:见图 2-11-4。

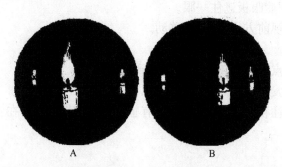

图 2-11-4　视觉调节反射进行时,眼球各反光面映像变化

A. 安静时; B. 调节时

（2）瞳孔调节:见表 2-11-2。

表 2-11-2　瞳孔调节反应

实验项目	瞳孔改变		
	左侧	右侧	双侧
视物由远及近时			
光照一侧瞳孔时			

【注意事项】

（1）瞳孔调节反射时,受试者眼睛要紧紧盯住物体。

（2）瞳孔对光反射时,受试者两眼需要直视远处,不可注视手电光。

【思考题】

（1）什么是瞳孔的调节反射和对光反射？其反射弧是什么？

（2）瞳孔对光反射的特点及两眼反应的机制是什么？

（3）视近物时两眼瞳孔间距离有何变化？有何生理意义？

（4）检查瞳孔对光反有何临床意义？

（王益光）

实验三　人体听力检查和声音的传导途径

【实验目的】

学会听力检查方法和声音传导途径的检测方法，了解并比较声音传导的两种方式和途径、空气传导和骨传导的听觉效果。

【实验原理】

声音传入内耳有两条途径：①气传导：声波经外耳道引起鼓膜振动，再经听骨链和卵圆窗膜进入耳蜗；②骨传导：声波直接引起颅骨振动，进而引起位于颞骨骨质中的耳蜗内淋巴液的振动。正常生理状态下以气传导为主，听力正常者气导时程比骨导时程持续时间长，即任内试验（Rinne test）阳性；当听力正常人的传音通路受阻时，气传导时程缩短，等于或小于骨导时程，即任内试验阴性。正常情况下，人的两耳感受机能相同；骨传导的敏感性比空气传导低得多，故在正常听觉中引起的作用甚微。但当鼓膜或中耳病变引起传音性耳聋（或其他原因导致外耳至中耳的传音受损时），气传导明显受损时，但骨传导却不受影响，甚至相对增强，即韦伯实验（Weber test）阳性。本实验通过敲击音叉，先后将音叉置于颞骨乳突部和外耳道口处，证明上述两条传播途径的存在，并比较两种传播方式的不同特征。

【实验对象】

人。

【实验器材】

音叉（频率256Hz或512Hz），橡皮锤，棉球。

【实验方法与步骤】

（1）任内试验（同侧耳气传导和骨传导比较试验）

1）室内保持安静，受试者静坐，检查者用橡皮锤叩击音叉后，立即将振动的音叉柄置于受试者一侧颞骨乳突部，问受试者是否能听到声音。在受试者刚刚听不到声响时，立即将音叉移至同侧外耳道口附近，问受试者是否能重新听到声音；反之，先将振动音叉置于受试者外耳道口附近，当刚听不到声响时，将音叉移至颞骨乳突部，问受试者是否能重新听到声音。如气传导>骨传导为任内试验阳性，气传导>骨传导（弱）为弱阳性，气传异<骨传导为阴性。

2）用棉球塞住受试者一侧外耳道（模拟气传导障碍），重复上述试验，观察结果。

（2）韦伯试验（比较两耳骨传导试验）

1）用橡皮锤叩击音叉后，将正在振动的音义柄置于受试者的额正中发际处，问受试者两耳听到的声响有无差别（正常人两耳声响相等）。

2）用棉球塞住一侧外耳道（模拟气传导障碍），重复上述实脸，询问受试者所听到的声响偏向哪一侧。若传导性耳聋则声响偏向患侧,神经性耳拢偏向健侧。

【实验结果】

见表 2-11-3。

表 2-11-3　听力检查试验结果

实验项目	任内试验		韦伯试验	听力判断
	右耳	左耳		
测试两耳听觉效果	气导	气导	右侧骨导(　)
	(　)骨导	(　)骨导		左侧骨导
用棉球塞住右耳	气导	气导	右侧骨导(　)
	(　)骨导	(　)骨导		左侧骨导

【注意事项】

(1) 受试者应闭目静坐在椅子上。

(2) 音叉不能在桌上或其他硬物体上敲打,以免损坏音叉。

(3) 棉球要塞紧,音叉位置要放准。

【思考题】

(1) 高频音叉和低频音叉在传导时有什么不同?

(2) 为什么任内试验阳性属正常?阴性则为传导性耳聋?

(3) 根据任内实脸和韦伯实验,如何鉴别传导性耳聋和神经性环聋?

(王益光)

实验四　豚鼠耳蜗微音器电位和微音器效应

【实验目的】

学习豚鼠耳蜗微音器电位的记录方法和圆窗及圆窗处引导电极的放置方法,理解微音器电位的特点和微音器效应。

【实验原理】

耳蜗受声波刺激时,在耳蜗及其附近能记录到一种特殊的电位变化,称微音器电位,它与刺激声波的波形频率相一致。一般将引导电极置于圆窗及其附近来引导此电位,并可经监听器复制出原刺激声音。

微音器电位不是听神经动作电位而属感受器电位。耳蜗微音器电位是耳蜗对声音刺激所产生的一种与声音声学图形相同的交流电位变化。这种电信号同讲话的声音作用于话筒(即微音器)所产生的电信号一样,经扩音器能复制原来的声音,因而命名为微音器电位。若引导电极放置准确,则对着豚鼠外耳道讲话时,可见微音器电位,其波形、频率与声音刺激的声波相一致,并可从监听器听到同样的声音。

【实验对象】

豚鼠,体重 300～400g,雌雄不拘。

【实验器材】

BL-420E 生物机能实验系统、哺乳类动物手术器械、监听器、银丝引导电极(直径 0.3~0.5mm,一端熔化成球形,除球形端外,其余部分涂以绝缘漆);25% 氨基甲酸乙酯液、生理盐水、液状石蜡。

【实验方法与步骤】

(1) 仪器装置连接:将引导电极、参考电极连接到 BL-420E 生物机能实验系统的输入端,监听器插入 BL-420E 生物机能实验系统的监听插口。

(2) 麻醉和手术:将豚鼠腹腔注射 25% 氨基甲酸乙酯溶液(1g/kg),麻醉后,动物取侧卧位。在耳郭根部后缘切开皮肤,分离软组织,剔净肌肉,暴露外耳道后方的颞骨乳突部,乳突位于外耳道口与眼角的同一直线上,用手可以触摸到。用粗剪刀或硬尖头镊子在乳突上钻一小孔,并扩大成直径为 3~4mm 的骨孔。此时,经骨孔向前方深部窥视,在骨孔的内上方即可见到圆窗,其前后径约为 0.8mm。

(3) 制作和安置引导电极

1) 制作引导电极:取长约 5cm、直径为 0.3~0.5mm 的银丝一段,一端熔成球形,另一端焊接细引导线一段,除球形端外,其余部分均匀涂上一层聚氯乙烯氯仿溶液,以使其绝缘。引导电极制成后,应检查证明电极除尖端外绝缘良好才能使用。检查电极绝缘的方法,一般采用盐水膜检验法。取一块薄铜片,在其中间钻一个直径约 5mm 的小圆孔或取一段细铜丝,前端弯成直径约 5mm 的小圆圈。将铜片或小铜丝圈浸一下盐水,由于盐水的表面张力可在圆孔或铜丝圈中形成一个盐水薄膜。检查前,将万用表的一测试笔与盐水膜铜片或铜丝相连,另一测试笔与所制作的电极引导线相接。检验时,将电极的尖端穿过盐水膜,如电极尖端导电性能良好,则触及盐水膜时,阻值应很小,若阻值大,说明电极尖端不导电,应进一步刮去绝缘的涂布膜,使尖端裸露。当电极尖端之外的其他所有部分穿过盐水膜时,其阻值应很大,在兆欧以上,表示此处绝缘良好,如有某点电阻值突降,则表示此处绝缘不好,应重新涂抹绝缘材料。

2) 安置引导电极:豚鼠侧卧,使其头部稍向下垂,将引导电极经骨孔向前深部插入,使电极球形端轻轻与圆窗接触,然后固定引导电极,参考电极夹在切口皮下组织处。

(4) 观察耳蜗微音器电位:连接好仪器,调节放大倍数,此时在豚鼠耳旁拍手、讲话或唱歌,则显示器可显示出与声音同步的电位变化,从监听器里可听到同样的声音,否则,提示引导电极位置安放不准,需重新放置。

【实验结果】

(1) 在豚鼠耳旁拍手、讲话或唱歌,观察显示器微音器电位变化,并通过监听器监听声音。

(2) 分析微音器电位与刺激声音波、频率的关系。

【注意事项】

(1) 选择 300~400g 的年幼豚鼠为宜,因其耳蜗位置较浅,骨质松,有利于手术操作。

(2) 引导电极球形端需光滑,不要戳破圆窗膜,否则外淋巴液流出会使微音器电位明显减小。

(3) 钻孔位置要准确,钻孔时用力不宜太猛,应尽量避免出血,如有出血则及时止血,特别在开孔时更应小心,若有血液渗入骨孔,就很难辨认圆窗位置,影响电极安放。

(4) 安置电极时,看准圆窗位置后力求一次成功,否则,反复多次插电极易刺破圆窗膜,以致难以引导出微音器电位。

（5）过去实验用过的引导电极重复使用前仍需重新检验其绝缘性。

【思考题】

（1）何谓微音器电位？有何特征？

（2）耳蜗微音器电位产生的原理是什么？

（3）为何多选用豚鼠做耳蜗生物电现象的实验？

（王益光）

第十二章　生殖系统

药物对离体豚鼠(或大鼠)离体子宫的作用

【实验目的】

观察不同剂量缩宫素对离体子宫的作用,学习离体子宫的实验方法。

【实验原理】

不同剂量的缩宫素对子宫的作用不同。小剂量使子宫产生节律性收缩,大剂量则引起强直性收缩。

【实验对象】

雌性未孕豚鼠(或大鼠),体重300g左右。

【实验器材】

BL-420E 生物机能实验系统、超级恒温水浴、肌力换能器、浴管、L 形钩、铁支架、双凹夹、螺旋夹、弹簧夹、万能夹、烧杯、氧气、针头、培养皿、缝线、缝针、剪刀、镊子、1ml 注射器;0.005U/ml 缩宫素溶液、0.5U/ml 缩宫素溶液、戴氏液、0.5mg/ml 己烯雌酚。

【实验方法与步骤】

(1) 实验前 24~36h,腹腔注射 0.5mg/ml 己烯雌酚 0.5mg。

(2) 打开 BL-420 E 生物机能实验系统,连接换能装置,调节生物信号,将恒温水浴温度调整在(35.0±0.5)℃,向浴漕中加入戴氏液 15ml。

(3) 制备标本:取豚鼠或大鼠 1 只,击头致死,迅速剖腹,取出子宫,置于盛有戴氏液的培养皿中,剔除子宫周围的结缔组织,然后剪成左、右两条。

(4) 取其中一条,用线结扎其两端,一端固定于 L 型钩上,放入盛有 15ml 戴氏液的浴槽内,另一端与肌力换能器连接,调节静息张力 1~2g,通氧,稳定 10min。描记一段正常曲线。

(5) 加药:①0.005U/ml 缩宫素溶液 0.1ml,作用稳定后冲洗;②0.5U/ml 缩宫素溶液 0.1ml,观察子宫的反应情况。

【实验结果】

绘出描记曲线,标上题目、药物、剂量、实验条件(图 2-12-1)。

【注意事项】

(1) 制备标本时动作要轻,切勿过度牵拉子宫,操作时间越短越好。

(2) 浴槽内营养液的量要恒定。

(3) 工作温度偏低时(30~32℃),标本能保持更长的工作时间;温度偏高(37~39℃),标本更敏感,但工作时间缩短。

【思考题】

根据所绘曲线,比较不同浓度缩宫素对子宫的作用特点,说明药物的临床用途。

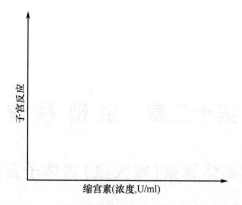

图 2-12-1 不同浓度缩宫素与子宫反应关系曲线

（赵春贞 张义军）

第十三章 药物作用规律

实验一 药物的量效关系实验

【实验目的】

了解药物的量效关系及测定量效关系的实验方法和量效曲线的绘制。

【实验原理】

乙酰胆碱作用于骨骼肌可引起肌肉收缩,而且在一定剂量范围内,药理效应与剂量呈正相关。

【实验对象】

蟾蜍。

【实验器材】

蛙板、探针、手术器械(1套)、平滑肌浴皿、通气钩、BL-420E机能实验系统、肌力换能器、空气球胆;任氏液、乙酰胆碱溶液。

【实验方法与步骤】

(1)准备工作:刷洗平滑肌浴皿,给空气球胆充气,打开BL-420E机能实验系统并设置参数。

(2)制备并连接腹直肌标本:取蟾蜍一只,用探针破坏其大脑和脊髓,将其背位固定于蛙板上。剪开腹部皮肤。暴露腹直肌,在腹白线一侧的耻骨端及胸骨端剥离一段腹直肌,宽0.5~0.8cm、长2~3cm,两端用丝线结扎后剪下,将一端固定于通气钩上,浸入含30ml任氏液的平滑肌浴皿中,并向任氏液中通入空气;另一端连接肌力换能器及BL-420E机能实验系统。

(3)加药:标本在平滑肌浴皿中稳定10min,描计其正常收缩曲线并记录此时的肌肉张力值,即可按表2-13-1所示剂量(浓度)加入乙酰胆碱溶液,进行实验。每次加药后2~3min,待肌肉收缩反应不再继续增大,记录此张力值。再加入下一个剂量,依次进行直到出现最大效应并记录此时的张力值。

$$各剂量效应百分率 = \frac{各剂量效应}{最大效应} \times 100\%$$

【实验结果】

计算各剂量反应百分率。以反应百分率和概率单位为纵坐标,以药物剂量的对数值为横坐标绘制量效关系曲线,见表2-13-1。

表 2-13-1　乙酰胆碱溶液剂量与效应

原始记录				整理后记录	
Ach/(mol/L)	用量/ml	浴槽浓度	效应/g	logC	效应/g
$3×10^{-6}$	0.1	$1×10^{-8}$		-8	
	0.2	$3×10^{-8}$		-7.5	
$3×10^{-5}$	0.1	$1×10^{-7}$		-7	
	0.2	$3×10^{-7}$		-6.5	
$3×10^{-4}$	0.1	$1×10^{-6}$		-6	
	0.2	$3×10^{-6}$		-5.5	
$3×10^{-3}$	0.1	$1×10^{-5}$		-5	
	0.2	$3×10^{-5}$		-4.5	
$3×10^{-2}$	0.1	$1×10^{-4}$		-4	
	0.2	$3×10^{-4}$		-3.5	

【注意事项】

任氏液应保持在(26±0.5)℃,每次加药剂量要准确,否则影响实验结果。

【思考题】

根据实验结果,分析药物的剂量和效应间的关系,这种量效关系有何规律？说明药物应用过程中应注意哪些问题？

（李承德）

实验二　磺胺类药物血浆半衰期的测定

【实验目的】

学习磺胺类药物的血中浓度和血浆半衰期的测定及计算方法,掌握耳缘静脉和心脏取血的方法。

【实验原理】

血浆半衰期是指血浆药物浓度下降一半所要的时间。临床常用药物中多数药物在体内按一级动力学的规律而消除,也就是血中药物消除速率与瞬时药物浓度成正比。根据这一规律可知,药物静脉注射后,如以血浆药物浓度的对数值为纵坐标,时间为横坐标,其时量关系常呈直线。

磺胺类药物及脂类局部麻醉药普鲁卡因,均为对氨基苯类化合物,它们在酸性溶液中,可与亚硝酸钠起重氮反应,产生重氮盐,此盐在碱性溶液中与酚类化合物(麝香草酚)起偶联反应,形成橙红色的偶氮化合物。偶氮染料的显色深浅与磺胺的浓度有关。通过分光光度计测出其光密度,与标准品光密度的比较,可对磺胺类药物浓度进行定量分析。根据用药后不同时间血浆药物浓度的变化规律,可计算血浆半衰期及其他药代动力学参数。

【实验对象】

家兔,体重 2.0~3.0kg,雌雄不拘。

【实验器材】

S22PC 或 721 分光光度计、离心机、离心管、试管、烧杯、注射器(1ml,5ml,10ml)、加样器、吸头、卫生纸、吸球、试管架、天平、塑料盆、兔固定器;7.5% 三氯乙酸、0.5% 肝素生理盐水、20% 磺胺嘧啶液、0.5% 亚硝酸钠液、0.5% 麝香草酚液(溶于 20%NaOH 溶液)。

【实验方法与步骤】

(1) 取试管 3 支,用 A,B,C 标志,各加入 7.5% 三氯乙酸 5.8ml,备用。

(2) 取家兔 1 只,称重后用经 0.5% 肝素生理盐水湿润的 1ml 注射器,由一侧耳缘静脉取血 0.2ml。保留针头,取下注射器,将血液注入 A 管(对照管)。立即换上另一注射器(5 或 10ml)自原针头注入 20% 磺胺嘧啶液 2ml/kg。记录注完时间,准确到分钟。

(3) 分别在给药后 5min 及 35min 左右,用同样方法自另侧耳缘静脉各取血 0.2ml,分别注入 B 管及 C 管。准确记录取血标本的时间,以及两侧取血的时间差。如耳缘静脉取血困难,可心脏取血。

(4) 将 A、B、C 3 支试管摇匀,以 1500r/min 转速离心 5min,取离心后上清液 1.5ml,先加 0.5% 亚硝酸钠液 0.5ml,摇匀;再加 0.5% 麝香草酚液(溶于 20%NaOH 溶液)1.0ml,摇匀,可见药液呈橙黄色。

(5) 将各管内药液分别置于分光光度计的 1.0ml 比色杯中,用波长 525nm 光进行比色,用给药前的样品管调零。分别测出各样品管的光密度值并记录。

(6) 计算血中药物浓度:根据同一种溶液浓度与光密度成正比的原理,可用无血标准管的浓度及其光密度值求出某一时间点血液中磺胺浓度。公式如下:样品管浓度/标准管浓度=样品管光密度/标准管光密度(即 $C_{测} = OD_{测}/OD_{标} \times C_{标}$)。

(7) 计算半衰期($t_{1/2}$):一室模型半衰期基本比例为:$t_{1/2} : T = \log(1/2) : \log R_T$。

$$t_{1/2} = T \times \log(1/2)/\log R_T \qquad (式1)$$

式中,T 为给药后两次取血的间隔时间,$T = t_2 - t_1(t_1,t_2$ 分别为第一次和第二次取血时间与给药时间间距),R_T 为经过 T 时间段代谢后药物在体内存活率(给药后两次取血的药物浓度比值,即 C_2/C_1)。

根据比色原理,$C_2/C_1 = OD_2/OD_1$,根据测定光密度值算出 $t_{1/2}$。

(8) 计算表观分布容积(V_d):计算公式为

$$C_0 = C_1 \times \log^{-1}(0.301 \times t_1/t_{1/2}) \qquad (式2)$$

$$V_d = D/C_0 \qquad (式3)$$

式中,C_0 为药物在体内达动态平衡时血药浓度(即预期零时药物浓度),C_1 是第一次取血的药物浓度,D 是进入动物体内药物的总量。

例题:如某实验,家兔 1.5kg,用药 80mg,剂量为 40mg/kg(D),静脉用药时间为 3:11:10,第一次取血时间为 3:16:25,距用药时间 5min 15s($t_1 = 5.25$ 分),经比色测定药物浓度为 24.1mg%($C_1 = 241$mg/L);第二次取血时间为 3:36:40,距用药 35min 30s($t_2 = 35.5$ 分),药物浓度为 22.7mg%($C_2 = 227$mg/L)。

1) 计算半衰期:本例 $T = t_2 - t_1 = 30.25$min,$R_T = C_2/C_1 = 227/241 = 0.9419$。代入公式(式1):

$$t_{1/2} = T \times \log(1/2)/\log R_T = 30.25 \times (-0.301)/\log 0.9419 = 350.5(min) = 5.8(h)$$

2) 计算 C_0 和 V_d:本例 C_1 为 241mg/L,t_1 是 5.25min,$t_{1/2}$ 是 350.5min,0.301 是 $-\log(1/2)$。D 是用药剂量(40mg/kg),代入公式(式2)及(式3):

$$C_0 = 241 \times \log^{-1}(0.301 \times 5.25/350.5) = 243.5(\text{mg/L})$$

$$V_d = 40(\text{mg/kg}) \times 1.5\text{kg}/243.5(\text{mg/L}) = 0.246(\text{L})$$

【实验结果】

记录实验结果并根据公式计算出用药 5min 和用药 35min 时药物的血药浓度,药物血浆半衰期($t_{1/2}$),以及磺胺药在家兔体内分布的表观分布容积(V_d),见表 2-13-2。

表 2-13-2 磺胺类药物血药浓度和血浆半衰期测定

取血样时间	血样/ml	三氯乙酸/ml		上清液/ml	NaNO₂/ml	麝香草酚/ml	光密度值/A	浓度/(mg/ml)
给药前	0.2	5.8	离心	2.0	0.5	1.0		
用药后 5min	0.2	5.8		2.0	0.5	1.0		
用药后 35min	0.2	5.8		2.0	0.5	1.0		
标准管	标准液(0.2)	5.8		2.0	0.5	1.0		

【注意事项】

(1) 试管取血前一定要用肝素浸润;每次取血之前要先将残血放掉。

(2) 每吸取一个血样时,必须更换注射器;加样时注射器头不要碰到三氯乙酸液面。

(3) 将血样加到三氯乙酸试管中应立即摇匀,否则易出现血凝块。

(4) 加亚硝酸钠和麝香草酚顺序不要混乱。

(5) 各吸量管注意分开使用。各比色杯要清洗干净、擦干并匹配及吸取药液要准确。

(6) 离心时要注意离心管的配平。

【思考题】

(1) 根据公式,推算你组动物在用药 10h 后,血中药浓度是多少?

(2) 推算你组动物血中药浓降到 10mg/L 时,将是什么时间?

(3) 根据公式推算,如给 2kg 家兔静注本药 0.5g,预期零时血中浓度将是多少? 用药 1h 后血中药浓又将是多少?

(4) 测定血浆半衰期有何临床意义?

(5) 不同个体磺胺类药物的半衰期不同,除个体差异外还受什么因素影响?

(曲梅花)

实验三 链霉素的毒性反应及药物的解救作用

【实验目的】

观察硫酸链霉素对豚鼠的神经肌肉麻痹毒性及氯化钙的解救作用。

【实验原理】

链霉素属于氨基糖苷类抗生素,其急性毒性反应为神经肌肉麻痹。神经肌肉麻痹是由于链霉素与突触前膜 Ca^{2+} 结合部位结合,阻止 Ca^{2+} 参与乙酰胆碱释放所致,使乙酰胆碱释放减少,出现四肢无力甚至呼吸抑制。本实验以注射过量的链霉素使小鼠产生急性毒性,观察氯化钙对抗链霉素中毒小鼠的保护作用。

【实验对象】

豚鼠,体重 300g 左右,雌雄不拘。

【实验器材】

25% 硫酸链霉素、5% 氯化钙溶液、2ml 和 5ml 注射器各 1 支、婴儿秤、标记笔、棉球。

【实验方法与步骤】

(1) 取豚鼠 2 只,编号为甲、乙,称重。观察动物的呼吸情况,翻正反射及四肢肌张力。

(2) 给药:甲鼠给予 25% 硫酸链霉素液 0.24ml/100g 肌内注射,15min 左右观察反应(呼吸快慢、体位、四肢肌张力),出现呼吸抑制,用 5% 氯化钙溶液 1ml/100g 腹腔注射,进行抢救,观察其能否恢复。乙鼠给予 25% 硫酸链霉素液 0.24ml/100g 肌内注射,15min 左右观察反应,观察其能否恢复。

【实验结果】

见表 2-13-3。

表 2-13-3　链霉素的毒性及 $CaCl_2$ 的解救作用

动物	药物处理	呼吸情况	体位	四肢肌张力
甲	用药前			
	用链霉素后			
	用氯化钙后			
乙	用药前			
	用链霉素后			

【注意事项】

(1) 链霉素肌肉注射后毒性反应较慢,一般药后 10min 出现反应,并逐渐加重。

(2) $CaCl_2$ 溶液预先抽取好待用,用后注射器冲洗干净。

(3) $CaCl_2$ 溶液应缓慢推注,避免发生高钙惊厥。

(4) 第一次 $CaCl_2$ 溶液解救效果不好,可再次给予半量。

【思考题】

(1) 本实验观察到链霉素的哪些毒性反应? 为什么?

(2) 链霉素中毒时可选哪些药物解救? 为什么?

(赵廷坤)

实验四　药物半数有效量和半数致死量的测定

【实验目的】

测定戊巴比妥钠腹腔注射对小鼠催眠作用的半数有效量(ED_{50})和半数致死量(LD_{50})。

【实验原理】

戊巴比妥钠为巴比妥类镇静催眠药,用适当剂量给小鼠腹腔注射后产生的催眠效应,常用翻正反射的消失来判断,该指标仅有阳性(睡眠)和阴性(不睡眠)两种现象,属于质反应。

质反应量效曲线的横坐标为对数剂量,而纵坐标采用阳性反应发生的频数时,一般为常态分布曲线。如改用累加阳性频数为纵坐标时,可以得到标准的 S 型曲线。该曲线的中央部分(50%反应处)接近一条直线,斜度最大,其相应的剂量也就是能使群体中半数个体出现某一效应的剂量,通常称为半数效应量。如效应为疗效,则称 ED_{50};如效应为死亡,则称 LD_{50}。这些数值是评价药物作用强度和药物安全性的重要参数。

测定 ED_{50} 和 LD_{50} 的方法基本一致,只是所观察的指标不同。前者以药效为指标,后者以动物死亡为指标。常用的测定方法有 Bliss 法(正规概率单位法),Litchfield-Wilcoxon 概率单位图解法,Karber 面积法,孙瑞元改进的 Karber 法(点斜法)及 Dixon-Mood 法(序贯法)等。其中孙氏改进的 Karber 法因其简捷性和精确性更为常用。

孙氏改进的 Karber 法的设计条件是:各组实验动物数相等,各组剂量呈等比数列,各组动物的反应率大致符合常态分布。计算公式为

$$ED_{50}=\lg^{-1}[X_m-i(\sum P-0.5)+i/4(1-P_m-P_n)] \tag{式1}$$

式中,X_m 为最大反应率组剂量的对数,i 为组间剂量比的对数,P 为各组反应率,P_m 为最高反应率,P_n 为最低反应率,n 为实验组数。

含 0% 及 100% 反应率时,

$$ED_{50}=\lg^{-1}[X_m-i(\sum P-0.5)] \tag{式2}$$

$$ED_{50}的95\%可信限=\lg^{-1}(\lg ED_{50}\pm1.96\cdot S) \tag{式3}$$

其中,$S=i\sqrt{\dfrac{\sum P-\sum P_2}{n-1}}$。

【实验对象】

小鼠,体重 18~24g,雌雄不拘。

【实验器材】

戊巴比妥钠溶液 2.00mg/ml、2.40mg/ml、2.89mg/ml、3.47mg/ml、3.80mg/ml、4.80mg/ml、4.16mg/ml、5.00mg/ml、6.00mg/ml、7.50mg/ml、9.38mg/ml;小鼠笼,天平,0.5ml 或 0.25ml 注射器。

【实验方法与步骤】

(1) ED_{50} 测定

1) 确定给药剂量:先以少量动物做预实验,以获得小鼠对戊巴比妥钠催眠反应率为 100% 的最小剂量(ED_{100})和反应率为 0% 的最大剂量(ED_0)。然后在此剂量范围内,按等比数列分成几个剂量组(一般 4 组~8 组),各组剂量的公比(r)为:$r=\sqrt[n-1]{ED_{100}/ED_0}$。求得 r 后,自第一剂量组(ED_0)开始乘以 r,可得相邻的下一个组的剂量。若共分为 6 个组,各组剂量分别为 ED_0、$r\cdot ED_0$、$r^2\cdot ED_0$、$r^3\cdot ED_0$、$r^4\cdot ED_0$、$r^5\cdot ED_0$。

2) 给药与结果记录:取健康小鼠 60 只,查随机数字表,随机分为 6 个组,每组 10 只。按下表所列的各组给药浓度分别腹腔注射戊巴比妥钠溶液(10ml/kg),剂量分别为 20.0mg/kg、24.0mg/kg、28.9mg/kg、34.7mg/kg、41.6mg/kg 及 50.0mg/kg。以翻正反射消失为入睡指标,观察药物的催眠效应,记录各组给药后 15min 内睡眠鼠数,填入表 2-13-4。

(2) LD_{50} 测定:用孙氏改进 Karber 法。取小鼠 50 只,随机分为 5 组,每组 10 只,分别腹腔注射不同浓度的戊巴比妥钠 20ml/kg,剂量分别为 187.5mg/kg、150.0mg/kg、120.0mg/kg、96.0mg/kg 及 76.0mg/kg,观察记录给药后 24h 内各组死亡鼠数,结果计入表 2-13-5。

【实验结果】

（1）ED_{50}测定结果：依表所列，分别计算各组 P 和 P^2。再按（式1）或（式2）式计算 ED_{50}，（式3）计算 ED_{50} 的95%可信限，见表2-13-4。

表2-13-4　戊巴比妥钠 ED_{50} 计算用表

组别	小鼠数	药物浓度/(mg/ml)	给药剂量/(mg/kg)	对数剂量	催眠鼠数	P	P²
1	10	2.00	20.0	1.3010			
2	10	2.40	24.0	1.3806			
3	10	2.89	28.9	1.4602			
4	10	3.47	34.7	1.5398			
5	10	4.16	41.6	1.6194			
6	10	5.00	50.0	1.6990			
Σ							

（2）LD_{50}测定结果

1）将实验结果列入表2-13-5。

表2-13-5　戊巴比妥钠的 LD_{50} 计算用表

分组	剂量	实验鼠数	死亡鼠数	死亡百分率/%	P	P²
1	187.5					
2	150.0					
3	120.0					
4	96.0					
5	76.0					

2）计算 LD_{50}。

$$LD_{50} = \log^{-1}\left[X_m - i(\Sigma P - 0.5)\right]$$

式中，$X_m = \log 187.5 = 2.273$；$i = \log\dfrac{187.5}{150.0} = 0.0969$。

$$LD_{50}\text{的95\%可信限} = \log^{-1}(\log LD_{50} \pm 1.96 \cdot S)$$

式中，$S = i\sqrt{\dfrac{\Sigma P - \Sigma P_2}{n-1}}$。

【注意事项】

（1）随机分组时，可先称各小鼠体重，将体重相同小鼠放一笼，分别做好标记。再按确定组数查随机数字表分组，使各组平均体重及体重分布尽可能一致。

（2）本实验为定量实验，注射药量必须准确。给药后要仔细观察药物反应，但不可过多地翻动小鼠，以免影响实验结果。

【思考题】

ED_{50} 和 LD_{50} 的定义是什么？治疗指数的定义和意义是什么？

（戴　功）

第三篇 设计创新性实验

第十四章 机能实验设计的基本程序及原则

第一节 实验设计的基本程序

一、立 题

立题是科研工作中的重要环节和关键。在立题过程中需要查阅大量的文献资料进行分析研究,掌握近几年来某一科学领域研究的动向、取得的进展及需要解决的问题,提出新的构思或假说,从而确定研究的课题。立题的过程是一个创造性思维过程,应注重掌握的原则是:创新性、科学性、目的性、可行性。

二、实 验 设 计

实验设计是指根据研究的目的所制定出完成课题的科学实施方案。包括实验目的、实验材料和对象、实验分组和例数、技术路线、观察指标、数据的搜集和统计学处理方法。

实验设计包括三个基本要素,即受试对象、处理因素和效应指标。

1. 受试对象(study subjects) 是指被实验的客体,受试对象可以是正常的,也可以是病理性的。机能实验学实验的受试对象主要是人或动物。

(1)人:包括健康志愿者和病人。人作为受试对象一般是在无创伤情况下完成的,应避免实验给人带来的不必要的痛苦。

(2)动物:动物是根据实验目的、方法及动物本身特点的不同而选择。一般实验选择的动物以狗、羊、家兔、大鼠、小鼠、蛙(蟾蜍)为主,特殊情况下,可选用灵长类动物。

2. 处理因素(study factor) 是指对实验对象施加的外部干预。包括:药物因素、物理因素(射线、外伤、温度、手术)、化学因素(毒素、营养液)、生物因素(细菌、病毒)等。处理因素的目的:一是复制人类疾病模型,观察其发病病因和机制;二是观察药物或其他手段的治疗效果。

在实验设计过程中,可以是单因素也可能是多因素。单因素设计是指只设计一种处理因素,观察对受试对象引起的实验效应,该设计形式便于分析但花费较大。多因素设计是指给多种处理因素,观察对受试对象引起的实验效应,该设计形式省时、省经费。

多因素分析又称多元分析或多变量分析,是研究多个相依因素(变量)之间的关系以及具有这种因素的样品之间关系的一类分析方法。多因素分析方法的一个主要任务是要简化研究问题的复杂性,以便抓住事物的主要矛盾,使研究问题明朗化,同时又可减少工作量。多因素分析的方法很多,如:正交试验、回归分析、通经分析、辨别分析、聚类分析、典型相关分析、Logistic 回归分析及主成分分析等。其主要任务是要求简化研究问题的彼此关系或彼此影响。

3. 实验和观察指标

(1) 实验又分预实验和正式实验:预实验是对课题的摸索阶段,是正式实验前的重要步骤,通过对预实验结果的分析,确定正式实验样本例数,实验方法的稳定性和可靠性,观察指标的全面性,药物剂量是否适当等。

(2) 根据实验设计确定观察指标:观察指标是反映受试对象在经过处理后生理或病理变化的标志,分为主观指标和客观指标,定性指标和定量指标。实验指标的选择应在重复性、可行性和认可性的前提下,着重强调客观性,尽可能选用定量指标,减少主观因素。

三、实验设计书撰写

实验设计书主要包括以下几个部分:

1. 课题名称　是研究项目的高度概括。

2. 立题依据　说明提出该课题的理论和实验依据、要解决的主要问题和通过实验达到的目的。

3. 实验材料　实验所需的动物、主要仪器及所需药品等。

4. 实验方法　包括动物分组、麻醉、固定、手术操作程序、给药方式以及实验仪器装置的连接及参数设置等。

5. 观察项目　提出本实验所要观察的具体指标和处理项目。

6. 预期结果　依据所掌握的知识推测实验可能出现的实验结果。

7. 注意事项　实验中可能遇到的问题及解决方案。

8. 参考文献　列出主要参考文献的作者、题目、期刊号及出版时间。

四、实验资料的收集与结果分析

1. 实验资料的收集　机能实验学的实验中,主要结论大都以实验数据的分析结果作为主要论据。保证实验数据收集的准确性和实验资料的完整性,是实验研究过程中的重要环节,也是实验研究人员应该遵循的一条基本原则。

实验资料的记录包括以下内容:

(1) 实验名称、日期、温湿度、实验者。

(2) 实验对象的分组、编号。

(3) 实验仪器设备的名称、产地。

(4) 实验试剂与药物,包括名称、批号、来源、浓度等。

(5) 实验方法步骤、麻醉、各种实验参数、给药途径和剂量。

(6) 实验数据、图形。

(7) 实验结果整理、存档。

2. 实验结果处理与分析

(1) 按照实验设计要求首先整理原始数据,整理过程中,不能人为更改实验数据。

(2) 正确地识别资料类型,选择恰当的统计方法进行分析。对计量资料,原始记录满足正态分布和方差齐性要求,可用参数方法。若不满足正态分布和方差齐性要求,可选择非参数方法。对计数资料,多个样本率或构成比进行比较,有显著性差异时,两两间的比较用描述法即可。对于等级资料,可用秩和检验方法或 X 检验处理。

五、结 论

结论是从实验观察结果概括或归纳出来的判断,结论内容要准确、精练。

六、科研论文的撰写

科研论文撰写的基本程序主要包括:文题、作者与作者单位、摘要、主题词、正文、参考文献等。

1. 文题 科研论文内容的高度概括。

2. 作者与作者单位署名 是作者对文章的内容负责,同时也体现作者所做的工作。

3. 摘要(abstract) 要客观、如实地反映论文的新内容、新观点和新方法,以提供文章内容梗概为目的,不加任何评论和解释。

4. 主题词(subject terms) 表达主题的词,中文期刊注明为[关键词],外文期刊注明为关键词(key words)。

5. 正文 包括实验方法和操作步骤、实验受试对象、实验条件(仪器、药品)、实验结果与统计分析、讨论与结论。

6. 参考文献 是科研论文的一个重要组成部分。文献的引用,表明了他人的学术思想、方法、理论的来源,既体现科研地继承前人的劳动,又体现了科研的严肃性。引用文献的标注方法有两种,即"顺序编码制"和"著者-出版年制",医学类期刊多采用前者。

第二节 实验设计的基本原则

实验设计是建立在逻辑推理和统计分析基础上的一门科学。应遵循的基本原则是:对照、随机、重复。

1. 对照(control) 在实验过程中,为了观察处理因素对受试对象产生的影响,要进行处理前后或组组间的比较,所以实验设计必须设计对照组。设计对照组的目的在于抵消非实验因素的干扰和影响,以便作出正确的判断。对照的形式有多种,常用的方法如下:

(1) 空白对照:又称正常对照,是指对受试对象不用任何处理的对照。

(2) 标准对照:又称阳性对照,是指实验结果与标准值对比。如果研究药物疗效,可用已知阳性药物作为标准对照。

(3) 组间对照:是指几个实验组之间相互对照。

(4) 自身对照:是指受试对象处理前后自身对比。

2. 随机(randomization) 对受试对象的实验顺序和分组进行随机分配。其目的是在同一个实验中,每一个样本都有同等机会,减少主、客观因素的影响,便于得出正确的实验结果。常用的随机方法有以下几种:抽签法、随机数字表法、随机化分组表或随机数字键法。

3. 重复(replication) 反复多次重复实验。由于受试对象的个体差异,一次实验结果往往不够确实可靠,需要多次重复才能获得可靠的实验数据。重复一方面可以估计抽样误差的大小,另一方面验证实验的可重复性。对动物实验一般来讲,小动物(小鼠、大鼠、蛙)计量资料每组应大于 10 例,计数资料不少于 30 例;中等动物(猫、家兔、豚鼠)计量资料每组大于 6 例,计数资料不少于 20 例;大动物(羊、狗)计量资料每组不少于 5 例,计数资料应大于 15 例。

(成　敏)

第十五章　设计创新性实验

实验一　药物对离子通道的影响

【实验目的】

利用膜片钳技术观察药物对离子通道的影响。

【实验原理】

膜片钳技术是用玻璃微电极吸管把只含 1~3 个离子通道、面积为几个平方微米的细胞膜通过负压吸引封接起来,由于电极尖端与细胞膜的高阻封接,在电极尖端笼罩下的那片膜事实上与膜的其他部分从电学上隔离,因此,此片膜内开放所产生的电流流进玻璃吸管,用一个极为敏感的电流监视器(膜片钳放大器)测量此电流强度,就代表单一离子通道电流。

【实验对象】

各类细胞。

【实验器材】

膜片钳放大器、微操纵器、相差倒置显微镜、照相装置、玻璃微电极拉制仪及毛坯、抛光仪、计算机和打印机等;分离细胞用的水浴、离心机及手术器械等;试剂胶原酶、胰蛋白酶、白蛋白、EGTA、EDTA、Hepes、TEA、TTX、NaCl、KCl、$MgCl_2$、$CaCl_2$、Na_2HPO_4、KH_2PO_4等。

【实验方法与步骤】

(1)组成实验小组,在指导教师指导下查阅文献找到拟研究的具体内容,提出假说,设计实验证实假说。

(2)按照实验设计的基本程序和原则,设计一实验,证明某一药物对特定通道的影响并经过开题报告答辩会论证实验设计的科学性、先进性和可行性。

(3)按照实验设计计划书实施。

【实验结果】

根据已知的通道阻滞剂或激活剂的作用机制,应用相应的阳性或阴性对照药物,初步验证受试药物对特定离子通道的影响。

【注意事项】

(1)膜片钳放大器是高灵敏度、高输入阻抗的电流放大器,为保护输入电极,每次更换玻璃微电极之前,最好关闭放大器主机电源,并且操作者手臂一定要接地。

(2)为保证充灌液洁净,有利于封接成功,电极内液要通过滤膜过滤。

【思考题】

(1)膜片钳技术的应用领域有哪些?

(2) 本实验过程中最应注意的问题是什么?

(成 敏)

实验二 血管性痴呆动物模型制备及防治

【实验目的】

脑缺血再灌注复制血管性痴呆(VD)的动物模型,观察 VD 模型动物的学习记忆能力以及长时程增强(LTP)的改变;观察一种阻滞或延缓血管性痴呆模型动物智能障碍的药物疗效。

【实验原理】

VD 是指缺血或出血性脑血管疾病及缺血低氧(如心搏骤停)引起的认知障碍综合征。建立理想的 VD 动物模型,对于探明 VD 的病因、病理过程及寻找、筛选防治药物具有重要意义,常用的 VD 动物模型有:四血管阻断法(4VO 法)、两血管阻断法(2VO 法)、两血管阻断+尾端放血法、两血管阻断+硝普钠降压法、高脂饲养+两血管阻断+尾端放血法、去大脑皮层法、管内栓塞法(血凝块;铁粉;石蜡)、VD 自发模型及大脑中动脉梗死法(MCAO 法)。

判定脑缺血损伤动物的智能情况有很多行为学方法,人们设计了多种行为学实验,如避暗实验、跳台实验、水迷宫实验、Y 型迷宫实验等。海马 LTP 现象是神经元储存信息的一种标志,是动物学习记忆的一种基本活动方式,反映了突触水平上的信息储存过程,是记忆形成过程中神经元生理活动。因此,可以采用行为学实验(如水迷宫实验)和引导 LTP,观察 VD 模型动物的学习记忆能力和突触可塑性改变,以探讨益智类药物对 VD 发生发展的防治机制。

【实验对象】

大鼠,体重 250g 左右,雌雄不拘。

【实验器材】

水迷宫,Powerlab 生物信号采集处理系统、大鼠脑立体定位仪,引导电极、微量进样器,大鼠手术器械(1 套);0.9% 氯化钠溶液、10% 水合氯醛、益智药物等。

【实验方法与步骤】

(1) 组成实验小组,在指导教师指导下查阅文献找到拟研究的具体内容,提出假说,设计实验证实假说。

(2) 按照实验设计的基本程序和原则,设计出可行的设计方案、技术路线、实施措施等并经过开题报告答辩会论证科研设计的科学性、先进性和可行性。

(3) 参照文献成熟的脑缺血再灌注 VD 模型制作方法,复制动物模型并进行实验动物分组,例如可设计假手术对照组、模型组、药物组等。假手术对照组、模型组用生理盐水灌胃,药物组用选择的益智类药物灌胃,用药至不同的时间点。

(4) 在不同时间检测各组动物的水迷宫实验、在体引导海马 LTP,观察 VD 模型动物的学习记忆能力和突触可塑性改变以及药物对其影响。

【实验结果】

(1) 整理实验结果,写出研究报告并进行答辩。

(2) 分析 VD 模型大鼠的学习记忆能力和海马突触可塑性改变,探讨其可能的机制。

(3) 观察一种益智类药物对 VD 模型大鼠的学习记忆能力和海马突触可塑性的影响,探讨其改善 VD 模型大鼠智能的可能机制。

【思考题】

(1) 常用 VD 模型有哪些类型?其复制 VD 的原理有什么不同?

(2) 常用检测动物学习记忆能力的行为学方法有哪些?在反映学习记忆能力方面各有什么优缺点?

(3) 查阅文献,分析 3 种防治 VD 药物(中药和西药)的药理作用及其作用环节。

(王玉良)

实验三　家兔酸碱平衡紊乱与实验性治疗

【实验目的】

复制代谢性酸中毒的动物模型,观察代谢性酸中毒时血液酸碱参数的变化以及对代谢性酸中毒进行实验性治疗。

【实验原理】

代谢性酸中毒是指细胞外液 H^+ 增加和(或) HCO_3^- 丢失而引起以血浆 HCO_3^- 减少为特征的酸碱平衡紊乱,是临床上最常见的单纯性酸碱平衡紊乱类型。体内固定酸产生过多,消耗 HCO_3^- 是导致代谢性酸中毒的常见原因。本实验通过体内注射弱酸性物质磷酸二氢钠的方式,使体内的酸性物质增多,从而制作代谢性酸中毒的动物模型。

【实验对象】

家兔,体重 2.0~3.0kg,雌雄不拘。

【药品与器材】

2ml 和 10ml 注射器及针头、小软木塞、手术器械、气管插管、四道生理记录仪、血气酸碱分析仪;25% 氨基甲酸乙酯液、10mg/ml 肝素生理盐水、12% 磷酸二氢钠液、5% 碳酸氢钠液。

【实验方法与步骤】

(1) 选取家兔一只,称重后,通过耳缘静脉注射 25% 氨基甲酸乙酯(4ml/kg)进行麻醉。将麻醉后的家兔仰卧固定在兔手术台上。

(2) 颈部正中剪毛,切开颈部皮肤,进行气管插管,描记呼吸,并分离一侧颈总动脉。

(3) 腹股沟部剪毛,剥离出股神经,分离股动脉和股静脉。

(4) 耳缘静脉注射肝素生理盐水(1ml/kg),进行全身肝素化。

(5) 进行颈总动脉插管,连接 BL-420E 机能实验装置,描记血压。

(6) 用 2ml 注射器(注射器死腔及针头内都充满肝素溶液)从股动脉抽取血液 0.5~1ml,注意切勿进入气泡。拔出后立即插入小软木塞以隔绝空气。进行实验前的血液 pH、PCO_2、HCO_3^- 和 BE 的测定。

(7) 从股静脉缓慢注入 12% 磷酸二氢钠液(5ml/kg),描记呼吸和血压。10min 后,由股动脉取血 0.5~1ml,测定 pH、PCO_2、HCO_3^- 和 BE。

（8）根据注入磷酸二氢钠后测得的 BE 值,进行补碱的实验性治疗。

$$BE×体重(kg)×0.3=所需的补充碱量(mmol)$$

5%碳酸氢钠 1ml=0.6mmol。

（9）注入碳酸氢钠 10min 后,再从股动脉取血测定 pH、PCO_2、HCO_3^- 和 BE,检测补碱治疗的效果。

【实验结果】

观察实验现象,并记录各项检测指标,见表 3-15-1。

表 3-15-1 碳酸氢钠对代谢性酸中毒的治疗作用

组别	呼吸/(次/分)	血压/kPa	pH	PCO_2/kPa	HCO_3^-/(mmol/L)	BE
实验前						
注入磷酸二氢钠						
注入碳酸氢钠						

【注意事项】

（1）麻醉要深浅适度。

（2）减少手术性出血。

（3）插管内要充盈生理盐水。

（4）抽取的血液切勿进入气泡,隔绝空气。

【思考题】

（1）注射磷酸二氢钠产生代谢性酸中毒的机制是什么?

（2）注入磷酸二氢钠后呼吸和血压会发生什么样的改变?机制是什么?

（郭军堂）

实验四 淤血性水肿

【实验目的】

复制淤血性水肿的动物模型,观察血管流体静压增高在水肿发生中的作用。

【实验原理】

水肿是指过多的液体在组织间隙或体腔积聚。血管内外液体交换异常和体内外液体交换平衡失调是导致水肿发生的主要机制。影响血管内外液体交换异常的因素包括:毛细血管流体静压增高,血浆胶体渗透压降低,毛细血管通透性增高及淋巴回流受阻。其中任何一个因素发生,都有可能导致水肿的发生。当毛细血管流体静压增高时,可导致有效滤过压增高,组织液生成大于回流,使过多的液体的组织间隙聚集,发生水肿。本实验采用结扎股静脉增加毛细血管壁流体静压的方法,复制淤血性水肿的动物模型,并观察血管流体静压增高在水肿发生中的作用。

【实验对象】

家兔,体重 2.0~3.0kg,雌雄不拘。

【药品与器材】

25%氨基甲酸乙酯液、手术器械、气管插管、注射器、纱布、线、胶布、兔手术台、婴儿秤等。

【实验方法与步骤】

（1）选取家兔一只，称重后，通过耳缘静脉注射 25% 氨基甲酸乙酯液（4ml/kg）进行麻醉。将麻醉后的家兔仰卧固定在兔手术台上。

（2）颈部正中剪毛，切开颈部皮肤，进行气管插管。

（3）双侧下肢剪毛，自腹股沟处剥离皮肤，以便观察下肢是否发生水肿。

（4）分离一侧股静脉，用丝线进行结扎。

（5）结扎完毕 4h 后，观察对比两侧下肢有何区别，分析其机制。

【实验结果】

见表 3-15-2。

表 3-15-2 血管流体静压增高在水肿发生中的作用

观测部位	温度	肿胀程度	颜色
结扎侧			
未结扎侧			

【注意事项】

（1）麻醉要深浅适度。

（2）减少手术性出血。

（3）注意不要错误结扎股动脉，造成缺血坏死。

【思考题】

结扎股静脉能够发生水肿的机制是什么？

（郭军堂）

实验五　疼痛模型及镇痛方法设计

【实验目的】

设计一药理学实验，证明几种不同类型镇痛药物的镇痛作用。

【实验要求】

（1）设计应符合随机、对照、重复的原则。

（2）首先应建立疼痛动物模型，然后比较镇痛药的作用。

【思考题】

镇痛药实验方法有哪些？分别有哪些优缺点？说明你所选方法的理由。

（戴　功）

实验六　抗高血压药物实验设计

【实验目的】

设计一药理学实验，证明某一药物具有减压作用。

【实验要求】

（1）实验设计应符合随机、对照、重复的原则；设计一个实验应包含三大要素：受试对象、处理因素、效应指标。

（2）建立高血压动物模型，然后观察受试药物对血压的影响。

（3）根据已知的各类抗高血压药物的作用机制，应用相应的阳性或阴性对照药物，初步验证受试药物的减压机制。

【思考题】

常用的抗高血压药物有哪几大类？各类的代表药物是什么？临床如何选择并合理应用减压药？

（史立宏）

实验七　2型糖尿病动物模型复制以及降糖药的药效学评价

【实验目的】

设计实验进行新型降糖药主要药效学研究。

【实验要求】

（1）实验设计应符合随机、对照、重复的原则；设计一个实验应包含三大要素：受试对象、处理因素、效应指标。

（2）建立糖尿病动物模型，然后观察受试药物对血糖、尿糖的影响。

（3）根据已知的各类降糖药的作用机制，应用相应的阳性或阴性对照药物，初步验证受试药物的降糖机制。

【思考题】

（1）实验动物模型的建立方法及鉴定。

（2）降糖药药效学要检测哪些指标、预期结果如何、结果分析选择什么统计学方法？如何给出该药药效学评价？

（曲梅花）

实验八　老年性痴呆动物模型复制以及抗痴呆药物的药效学评价

【实验目的】

学习老年性痴呆动物模型的建立方法和抗痴呆药物药效学评价方法。

【实验原理】

建立理想的痴呆动物模型对研究老年痴呆发病机制和筛选药物至关重要。近年来应用较多的老年痴呆动物模型有快速老化小鼠模型、损伤基底大细胞核动物模型、损伤胆碱能神经动物模型、脑内注射 β 淀粉样蛋白（Aβ）动物模型、转基因动物模型、铝诱导痴呆模型等。本实验选择大鼠单侧脑室注射 Aβ$_{25-35}$ 片段复制老年痴呆大鼠模型。

药物对老年痴呆动物模型的干预研究常采用全程处理和后处理2种方式。全程处理从动物造模型前一定时间即开始药物干预，持续给药至造模后一定时间，然后检测药物抗毒性损伤和对损伤的修复作用,后处理指从造模后开始给药治疗,观察药物对损伤后的修复作用。

【实验对象】

Wistar 大鼠,体重 250~300g,雌雄不拘。

【实验器材】

Y 迷宫、大鼠脑立体定位仪、微量进样器、高压蒸汽灭菌器、(2ml,10ml)注射器、纱布、碘酊、乙醇溶液棉球、大鼠手术器械(1 套);0.9%氯化钠溶液、0.2% Aβ$_{25-35}$溶液、10%水合氯醛、多奈哌齐溶液、青霉素。

【实验方法与步骤】

(1) 大鼠行为学评价:Y 迷宫考察大鼠学习记忆的能力,Y 迷宫分Ⅰ臂、Ⅱ臂和Ⅲ臂。先训练大鼠,放入不带电的臂(Ⅰ臂,起始臂),适应 5min,调节迷宫使大鼠所在臂带电,顺时针Ⅱ臂(安全臂)不带电,逆时针Ⅲ臂(电击臂)带电,驱使大鼠离开原所在臂,进入Ⅱ臂则判断为"正确",否则判断为"错误反应",再开始下一次操作:起始臂为Ⅱ臂,安全臂为Ⅲ臂,电击臂为Ⅰ臂,依次转换。

(2) 老年痴呆大鼠模型复制:大鼠 10% 水合氯醛(4ml/kg)腹腔注射麻醉,将头部俯卧位固定在脑立体定位仪。剪去头部手术区处毛发,暴露皮肤,常规碘酊消毒。沿颅顶中线切开皮肤,切口约 1.5cm,分离骨膜,暴露出颅骨,找到前囟。参照《大鼠脑立体定位图》,选择右侧侧脑室为注射靶区:前囟后 1.0mm,中线右侧 1.8mm,硬膜下 3.8mm。钻开颅骨,暴露硬脑膜,微量注射器缓慢进针注射 Aβ$_{25-35}$5μl,持续 5min,留针 5min,缓慢拔针,缝合皮肤,消毒,遮盖无菌纱布。每天给予青霉素肌注 5 万 U,连续 3d。

(3) 实验分组:实验分为正常对照组、痴呆模型对照组、多奈哌齐高剂量组(3mg/kg)、中剂量组(1mg/kg)、低剂量组(0.3mg/kg)共 5 个组。各组动物均灌胃给药 21d,痴呆模型组和正常对照组给予等容积生理盐水。给药期间大鼠均正常进食、饮水。

(4) 大鼠行为学及脑神经元数目检测:给药过程中及结束后同上 Y 迷宫检测行为学,考察大鼠学习记忆能力随时间的变化。实验结束后将大鼠麻醉,4%多聚甲醛灌注固定,取脑,免疫组织化学法检测大鼠脑海马部位胆碱能神经元的数目。

【实验结果】

(1) 将实验结果记入表 3-15-3 中,并进行相应的统计学分析比较。

表 3-15-3　多奈哌齐对痴呆动物模型学习记忆能力和海马神经元的影响

组别(剂量)	动物数/n	行为学	海马胆碱能神经元数目
正常对照组	10		
模型对照组	10		
多奈哌齐(3mg/kg)	10		
多奈哌齐(1mg/kg)	10		
多奈哌齐(0.3mg/kg)	10		

(2) 要求

1) 实验设计应符合随机、对照、重复的原则;设计一个实验应包含三大要素:受试对象、处理因素、效应指标。

2）根据已知的各抗老年痴呆药物的作用机制,应用相应的阳性或阴性对照药物,初步验证受试药物的抗老年痴呆作用。

【注意事项】

（1）Aβ 可选择 $A\beta_{1-42}$、$A\beta_{25-35}$ 等不同的毒性片段,大脑注射可选择基底前脑、海马、皮层、侧脑室等部位注入。

（2）脑内注射部位和剂量应根据实验事先设计确定,注射部位和量要求准确。

（3）$A\beta_{25-35}$ 配制为 2mg/ml 溶液,事先 37℃ 恒温箱孵育 1 周,放置 4℃ 备用。

（4）注射药物和手术器械需高压灭菌,手术全程无菌操作,术后注意大鼠保暖。

【思考题】

（1）老年痴呆动物模型应用的优势与缺陷有哪些?

（2）实验中药物的剂量和给药时间应如何设计?

（王金红）

第四篇 病例讨论及用药讨论

第十六章 病例讨论

第一节 水、电解质及酸碱平衡紊乱病例讨论

病例一

【病历资料】 患儿,男性,2 岁,腹泻 2 天,每天 6~7 次,水样便;呕吐 3 次,呕物为所食牛奶,不能进食,伴有口渴、尿少、腹胀。查体:精神萎靡,体温 37℃,血压 86/50mmHg,皮肤弹性减退,两眼凹陷,前囟门下陷,心跳快而弱,肺无异常发现,腹胀,肠鸣音减退,腹壁反射消失,膝反射迟钝,四肢发凉。

化验检查:血清[K^+] 3.3mmol/L,[Na^+] 140mmol/L。

【讨论分析】 该患儿发生何种水、电解质紊乱? 依据是什么?

病例二

【病历资料】 患儿,男性,8 岁。频繁腹泻 4 天。就诊时,表情淡漠,反应迟钝,皮肤弹性下降,眼球下陷;脉搏 114 次/min,血压 90/60mmHg,呼吸深快,26 次/min,血细胞比容 58%,两肺无明显变化,腹软无压痛。

化验检查:血浆 pH 7.13,[HCO_3^-] 6mmol/L,$PaCO_2$ 2.40 kPa(18mmHg),[K^+] 5.8mmol/L。

入院后静脉输 5% 葡萄糖液 700ml,内含 10mmol/L 的 $KHCO_3$ 液和 110mmol/L 的 $NaHCO_3$ 液,1h 后呼吸停止,脉搏消失,心前区可闻及弱而快的心音,复苏未成功。

【讨论分析】

(1) 该病孩发生了哪些水、电解质和酸碱平衡紊乱? 依据有哪些?

(2) 试分析其死亡的可能原因。

病例三

【病历资料】 患者,女性,37 岁。患糖尿病半年,近 3 天食欲减退,呕吐频繁,精神萎靡不振,乏力。今日出现神志不清急诊入院。查体:浅昏迷、呼吸深大,血压 80/64mmHg,腱反射减弱。

化验检查:尿常规蛋白(+),糖(+++),酮体(+)。

入院后注射胰岛素 72U,并输入生理盐水及乳酸钠,患者神志逐渐清醒,但有烦躁不安,并出现心律不齐。查心电图出现 T 波低平,频繁室性早搏。查血[K^+] 2.0mmol/L,[Na^+] 141mmol/L,表明患者发生了严重低钾血症。

【讨论分析】 分析其低钾血症发生的原因。

病例四

【病历资料】 某慢性支气管炎、肺气肿患者,近日因受凉后肺部感染而入院。化验结果如下:血 pH 7.33,$PaCO_2$ 71mmHg,AB 36mmol/L。

【讨论分析】 请分析其酸碱平衡紊乱的类型并说明诊断的依据。

病例五

【病历资料】 某慢性心力衰竭患者,因下肢水肿服用利尿剂 2 周以后,化验结果如下:血 pH 7.52,$PaCO_2$ 7.73 kPa(58mmHg),AB 46mmol/L。

【讨论分析】 请分析其酸碱平衡紊乱的类型并说明诊断依据。

病例六

【病历资料】 一女性患者,癔病发作2h,化验结果如下:血 pH 7.52,$PaCO_2$ 26.2mmHg,$[HCO_3^-]$21mmol/L。

【讨论分析】 请分析其酸碱平衡紊乱的类型并说明诊断依据。

病例七

【病历资料】 一患者慢性肾小球肾炎 20 余年,本次因上腹部不适呕吐而入院。入院检查,内生性肌酐消除率为正常值的 24%,pH 7.39,$PaCO_2$ 43.8mmHg,$[HCO_3^-]$ 26.3mmol/L,$[Na^+]$142mmol/L,$[Cl^-]$96.5mmol/L。

【讨论分析】 该患者有无酸碱平衡紊乱?判断依据是什么?

病例八

【病历资料】 某糖尿病患者,化验结果如下:pH 7.32,$[HCO_3^-]$ 15mmol/L,$PaCO_2$ 30mmHg。

【讨论分析】 请分析其酸碱平衡紊乱的类型并说明诊断依据。

病例九

【病历资料】 某肺心病患者,化验结果如下:pH 7.34,$[HCO_3^-]$ 31mmol/L,$PaCO_2$ 60mmHg。

【讨论分析】 分析其酸碱平衡紊乱的类型并说明诊断依据。

病例十

【病历资料】 某幽门梗阻患者,化验结果如下:pH 7.49,$[HCO_3^-]$ 36mmol/L,$PaCO_2$ 48mmHg。

【讨论分析】 请分析其酸碱平衡紊乱的类型并说明诊断依据。

病例十一

【病历资料】 某肾炎发热患者,化验结果如下:pH 7.39,$[HCO_3^-]$ 14mmol/L,$PaCO_2$ 24mmHg。

【讨论分析】 请分析其酸碱平衡紊乱的类型并说明诊断依据。

病例十二

【病历资料】 某肺心病患者,化验结果如下:pH 7.35,[HCO_3^-] 36mmol/L,$PaCO_2$ 66mmHg,[Na^+] 140mmol/L,[K^+] 4.5mmol/L,[Cl^-] 75mmol/L。

【讨论分析】 请分析其酸碱平衡紊乱的类型并说明诊断依据。

(郭军堂)

第二节 综合病例讨论

病例一

【病历资料】 患者,男性,27岁,自诉随旅游团乘飞机到西藏旅游,到达西藏后第二天,突然感到呼吸急促、全身无力、食欲欠佳。随后逐渐出现咳嗽和胸闷气短,随即被送到当地医院进行治疗。

入院检查:患者体温36.5℃,心率120次/min,血压100/70mmHg,面色苍白,口唇黏膜发绀,两肺低部扣诊有实音,听诊可闻及明显的湿啰音。X线检查显示两肺下野存在大片状阴影。实验室血气分析检测,PaO_2 55mmHg,CO_2 130ml/L,CaO_2-CvO_2 33ml/L,SaO_2 70%,血常规无异常。

立即给予吸氧与抢救,但患者的病情出现进行性加重,开始咳血性泡沫痰,次日凌晨因呼吸衰竭和心力衰竭死亡。

【讨论分析】
(1)该患者出现什么病理过程?哪种类型?其发生机制是什么?
(2)为什么会导致呼吸困难和患者的死亡?

(丁 怡)

病例二

【病历资料】 患儿,男性,2岁。发热、咽痛3天。3天前,畏寒,出现"鸡皮疙瘩"和寒战,皮肤苍白。当晚发热,烦躁,不能入睡,哭诉头痛、喉痛。次日,患儿思睡,有恶心、呕吐。入院前0.5h突起惊厥而急送入院。尿少、色深。

查体:体温41.4℃,呼吸28次/min,血压100/60mmHg,心率116次/min,律整。嗜睡,面红,口唇干燥,咽部明显充血,双侧扁桃体肿大(++),颈软,双肺呼吸音粗糙。

化验:白细胞计数为17.4×10⁹/L,其中淋巴细胞0.16,嗜酸粒细胞0.02,分叶粒细胞0.8。pH 7.31。

入院后立即物理降温,输液,纠酸及抗生素等治疗。1h后大量出汗,体温降至38.4℃。住院4天痊愈出院。

【讨论分析】
(1)试分析上述患儿发热的激活物和体温升高的机制。
(2)该患儿的体温变化表现出哪几个期?各期有何临床症状?

（3）假若患儿不入院治疗,体温是否继续升高? 为什么?

（张代娟）

病例三

【病历资料】 患者,男性,27 岁,因急性黄疸性肝炎入院。入院前 10 天,患者感到周身不适、乏力、食欲减退、厌油、腹胀。5 天后上述症状加重,全身发黄而来院求治。体检:神志清楚,表情淡漠,巩膜黄染,肝脏肿大,质软。

实验室检查:入院时,血红蛋白 100g/L,白细胞 $3.9×10^9$/L。

入院后虽经积极治疗,但病情日益加重。入院后第 10 天,腹部及剑突下皮肤出现瘀斑,尿中有少量红细胞,尿量减少,血小板 $50×10^9$/L。第 11 天,血小板 $39×10^9$/L,凝血酶原时间 30s(正常 15s),纤维蛋白原定量 2.4g/L,经输血及激素治疗,并用肝素抗凝。第 13 天,血小板 $32×10^9$/L,凝血酶原时间 31s,纤维蛋白原 1g/L,继续在肝素化基础上输血。患者当日便血 600ml 以上,尿量不足 400ml。第 14 天,血小板 $30×10^9$/L,凝血酶原时间 29s,纤维蛋白原 1g/L,继续用肝素、输血,并加 6-氨基己酸。第 15 天,仍大量便血、呕血,血小板 $28×10^9$/L,凝血酶原时间 28s,纤维蛋白原 0.8g/L,3P 试验阳性,尿量不足 100ml,血压下降,出现昏迷而死亡。

【讨论分析】

（1）患者发生了什么病理过程,导致此病理过程的原因和机制是什么?

（2）患者的血小板计数为什么进行性减少? 凝血酶原时间为什么延长? 纤维蛋白原定量为什么减少? 3P 试验为什么阳性?

（3）患者发生出血的原因和机制是什么?

（4）患者发生少尿甚至无尿的原因是什么?

（丁 怡）

病例四

【病历资料】 患者,男性,45 岁,车祸致左腿撕裂伤,腹痛急诊入院。入院检查:患者面色苍白,四肢冰冷,出冷汗,烦躁不安,意识尚清。全身多处软组织挫伤。左腹股沟处简单包扎,并有大量渗血。血压 105/85mmHg,心率 96 次/min,少尿。B 超示脾破裂,腹腔积血约 600ml。

治疗情况:手术探查左腹股沟处长约 7cm 撕裂伤口,股动、静脉部分离断,脾破裂,遂行血管修补术和脾摘除术。术中输血 400ml。术后持续输注 5% 葡萄糖溶液。术后 2h 血压 80/50mmHg,给予肾上腺素,血压维持在 85/60mmHg。术后患者神志模糊,持续无尿,皮肤发绀、花斑。次日 7 时血压降至 70/40mmHg,静推肾上腺素血压不能回升,患者昏迷,7 时 30 分血压测不到,呼吸、心跳微弱。7 时 50 分抢救无效,宣告死亡。

【讨论分析】

（1）该患者发生休克了吗? 属于哪种类型?

（2）为什么入院时血压基本正常? 属于哪一期?

（3）为什么手术缝合血管,摘除脾脏并输血补液后血压反而下降?

（4）该患者为什么神志模糊？属于休克哪一期？

（5）为什么后期给予缩血管药物血压不回升？

（6）上述治疗过程还有改进的方面吗？

（刘江月）

病例五

【病历资料】 患者，男性，62 岁。因头痛、头晕 15 年，活动后心慌气短 1 年，加重 3 天。有高血压病史 15 年，一般收缩压为 160~180mmHg，舒张压为 100~110mmHg。一年前出现劳动时胸闷加剧，呼吸困难加重来本院就诊。测血压 160/100mmHg，心率 120 次/min。心电图示左室肥厚、劳损。在门诊静脉滴注西地兰 0.4mg 后入院。

查体：一般情况差，精神不振。呼吸 20 次/min，血压 160/98mmHg，体温 37.5℃。端坐呼吸，口唇及手指甲床均呈发绀，双侧颈静脉充盈，双肺底可闻及细小水泡音，心率 108 次/min，心率整齐，叩诊示心界无明显扩大，听诊心音清楚，第一心音略低钝。各瓣膜区均未闻及病理学杂音。腹部平坦，肝脏肋下 2cm，无叩痛，肠鸣音 3 次/min。双下肢均有轻度浮肿。

实验室检查：肝、肾功能无异常。心脏超声示左心室向心性肥厚，左心腔大小正常，其余各房室大小正常。左室后壁厚度增加。新功能检查相对充盈率降低（充盈率=充盈量/充盈时间，充盈量=舒张末期容积－收缩末期容积），射血分数 50%，提示收缩功能基本正常，而舒张功能明显障碍。测中心静脉压为 200mmH$_2$O。

住院后给硝苯地平 30mg/天，消心痛 30mg/天，分次口服。地高辛 0.25mg/天，双氢克尿噻 25mg，每日 2 次，治疗 5 天后病情无明显好转，仍稍活动即心慌气短，夜间阵发性呼吸困难，血压波动收缩压 140~170mmHg，舒张压 90~100mmHg。停用地高辛，改用阿替洛尔（β-受体阻滞剂）12.5mg（每日 2 次），卡托普利 25mg（每日 3 次），口服，病情好转，7 天后出院。

【讨论分析】

（1）此患者的正确诊断是什么？证据有哪些？

（2）在病历中出现了几个基本病理过程？

（3）引起心力衰竭的原因有哪些？

（4）为什么用洋地黄药物无效？

（刘江月）

病例六

【病历资料】 患者，男性，45 岁。因肺不张呼吸困难急诊入院，其血气分析为 PaO$_2$ 50mmHg，PaCO$_2$ 56mmHg，手术治疗后呼吸困难改善，血气变化正常。

【讨论分析】

（1）该病人属哪型呼吸衰竭？依据如何？发生呼吸衰竭机制如何？

（2）病人为什么发生呼吸困难？

（3）该病人属哪型缺氧？其 PaO$_2$、血氧含量、血氧容量、血氧饱和度、动-静脉氧含量差各有何变化？

（高 伟）

病例七

【病历资料】 患者,女性,35 岁。因发热、呼吸急促及心悸 2 周入院。4 年前患者开始于劳动时自觉心跳气短,近半年来症状加重,同时出现下肢水肿。1 个月前,曾在晚间睡梦中惊醒,气喘不止,经急诊抢救好转而回家。近 2 周来,出现怕冷发热、咳嗽、咳痰、痰中时有血丝,心悸气短加重。患者于七、八岁间曾因常患咽喉肿痛而行扁桃体摘除术,16 岁后屡有膝关节肿痛史。

体检:体温 39.8℃,脉搏 160 次/min,呼吸 32 次/min,血压 110/80mmHg。重病容,口唇青紫,半卧位,嗜睡,颈静脉怒张。心界向两侧扩大,心尖区可听到明显的收缩期及舒张期杂音,肺动脉第 2 心音亢进。两肺有广泛的湿罗音。腹膨隆,有移动性浊音。肝在肋下 6cm,有压痛,脾在肋下 3cm。指端呈杵状。下肢明显凹陷性水肿。

实验室检查:红细胞 $5.0×10^{12}$/L,白细胞 $18×10^{9}$/L,中性粒细胞 0.9,淋巴细胞 0.1。每日尿量 300~500ml,有少量蛋白和红细胞,尿胆红素(++),血胆红素 31μmol/L,凡登白试验呈双相阳性反应,血浆非蛋白氮 25mmol/L。

入院后即给予抗生素、洋地黄和利尿剂,次日夜晚病人突然出现呼吸困难、烦躁不安,从口鼻涌出泡沫样液体,经抢救无效死亡。

【讨论分析】

(1) 该患者的原发疾病是什么?引起心力衰竭的直接原因和诱因有哪些?

(2) 你认为该患者发生了哪种类型的心力衰竭?有何根据?

(3) 该患者先后出现了哪些形式的呼吸困难?最后的死亡原因是什么?

(4) 根据该患者的病情,请找出水肿的发病机制及其依据。

(崔晓栋)

病例八

【病历资料】 患者,男性,64 岁。因反复咳嗽、咳痰 22 年,心悸、气急、浮肿 2 年,10 天来因"受凉"症状加重,发热、咯黄色脓性痰而住院。

体格检查:体温 37.8℃,脉搏 104 次/min,呼吸 32 次/min,血压 90/60mmHg。慢性病容,神志清楚,半坐卧位,呼吸困难,烦躁。唇发绀,咽部充血,颈静脉怒张。桶状胸,肋间隙增宽,两侧呼吸运动对称,叩诊两肺反响增强,呈过清音,两肺呼吸音较弱,呼气音延长,两肺上部可闻及干性罗音,两肩胛下区可闻及细湿罗音。剑突下可见搏动,范围较弥散。心率 104 次/min,律整,未闻及病理性杂音。腹平软,肝肋缘下 3cm,剑突下 5cm,质中,肝颈静脉反流征阳性,脾未触及。双下肢小腿以下呈凹陷性水肿。

实验室检查:红细胞 $4.8×10^{12}$/L,血红蛋白 156g/L,白细胞 $11×10^{9}$/L,中性粒细胞 0.83,淋巴细胞 0.17。pH 7.31,PaO_2 52mmHg,$PaCO_2$ 64.8mmHg,BE-2.8mmol/L。胸部 X 线片:两肺透亮度增加,纹理增多,肋间隙增宽,右肺下动脉干横径 18mm(正常值<15mm),心影大小正常。心电图:肺性 P 波,右心室肥大。

【讨论分析】

(1) 本病的初步诊断有哪些?

(2) 此病人引起的血气异常的机制有哪些?

(3) 为什么会出现右心肥大的征象?简述其发生机制。

（4）此病人酸碱平衡紊乱属哪一类型？为什么？

（5）此病人吸氧时应注意什么？

（郭军堂）

病例九

【病历资料】　患者,男性,59岁。因肝炎第三次发病,黄疸逐渐加深1个月,神志模糊2天入院。病人于3年前曾患急性肝炎,1年前再次发作。1周前曾在门诊检查,SGPT为260 U/L。入院后体检神志不清,血压110/76mmHg,皮肤、巩膜明显黄染,有蜘蛛痣和肝掌,皮下有多处出血斑。腹壁静脉轻度显露,腹部有移动性浊音。肝上届在第6肋间,下缘在肋下2cm处,质硬,脾在肋下2cm。

实验室检查:SGPT 56 U/L,AKP 20.5 U/L。血清胆红素318 μmol/L(18.6mg/dl),凝血酶原时间24 s(对照13 s),血小板62×10^9/L,3P试验阳性,血 NH_3 143 μmol/L(244μg/dl),BUN 13.2mmol/L,A:G为1.15:1,尿胆红素阳性。

病人于入院后第2天昏迷加深,呕吐咖啡色内容物,无尿。第4天早晨呼吸、心跳停止,经抢救无效死亡。

【讨论分析】

（1）病人肝功能不全的发生原因是什么？有何根据？

（2）病人为什么发生昏迷？简述其发生机制。

（3）病人的肾功能如何？为什么会发生？

（4）病人是否发生了DIC？有何根据？简述其发生机制。

（高　伟）

病例十

【病历资料】　患者,女性,35岁。患者于8年前始无明显诱因下出现头痛、心慌、气短、乏力伴双下肢水肿,夜尿多,半年来间断出现鼻出血,出血时间较长。当时按"原发性高血压病"诊治(具体血压情况不详),患者自述口服减压药物后症状稍缓解。而后多次出现头晕、心慌、乏力,未规律诊治。15天前突然出现恶心、呕吐、食欲减退,至当地诊所就诊,予以胃病治疗后仍无改善。近日乏力、恶心、呕吐、头晕症状明显,并感手脚麻,腋中线至10~12肋隐痛,呼吸时加重,随入院就诊。既往身体健康,患者回忆这半年来一直脸色苍白,经常感到头晕,以为是工作劳累,未引起重视。

体格检查:体温37.3℃,脉搏108次/min,呼吸21次/min,血压180/96mmHg。贫血貌,眼睑浮肿,心界向左侧扩大,心律齐,未及杂音,肺部、腹部查体无殊,双侧下肢中度凹陷性水肿。X线检查可见指骨、肋骨骼囊样缺损及脊柱、骨盆、股骨骨质疏松。

辅助检查:血红蛋白68g/L,血小板55×10^9/L,尿蛋白(+++),血肌酐890 μmol/L,肝功能、血白蛋白正常,血钙1.85mmol/L,血磷1.87mmol/L,甲状旁腺素0.3686pg/L,双肾B超提示双肾缩小(左肾6.9cm×3.4cm,右肾8.1cm×4.5cm),皮髓质分界不清晰,皮质回声明显增强。其他如自身抗体、ANCA、免疫球蛋白、补体、肝炎标志物等均正常。

【讨论分析】

（1）讨论该患者发生慢性肾功能的原因和发生机制？

（2）该患者有哪些主要的临床表现？其发生机制是什么？

（3）有哪些方面证明该患者发生了慢性肾衰竭？

（崔晓栋）

第十七章 用药讨论

第一节 有机磷中毒用药

【病历资料】 患者,男性,35岁。因腹痛,呼吸急促困难,抽搐,昏迷1h急诊入院。患者上午在果园喷洒杀虫药时,未按操作规程工作,未做好防护,药液经常溅于衣物和皮肤。中午自觉头晕、恶心、轻度腹痛,未作更衣及清洗皮肤即卧床休息。此后腹痛急剧,出现腹泻,并不时呕吐,吐出物有大蒜味,出汗较多,口唇青紫,呼吸急促,烦躁不安,逐渐神志不清,大小便失禁。既往体健,无肝、肾、糖尿病、高血压病史,无药物过敏史,个人史及家族史无特殊。

查体:体温36.5℃,脉搏55次/min,呼吸30次/min,血压110/80mmHg,昏迷,皮肤湿冷,颈胸部肌肉颤动,四肢抽搐。结膜出现水肿,巩膜不黄,瞳孔呈针尖样,对光反射弱,口腔流涎,口鼻有大量分泌物,肺叩诊音清,两肺较多哮鸣音和散在湿罗音,心界正常,心率55次/min,律齐,无杂音,腹平软,肝脾未触及。

治疗方案:

(1) 摆脱污染环境:脱去污染衣物,用肥皂水清洗皮肤、头发等。

(2) 清除体内毒物:洗胃、导泻等。

(3) 对症治疗:维持正常呼吸循环功能,保持呼吸道通畅,吸氧,必要时作气管插管或气管切开、人工呼吸机等。休克时予血管活性药物,维持正常血压。

(4) 静注阿托品,直到出现"阿托品"化后,减少给药次数及给药剂量。

(5) 静脉缓慢推注碘解磷定,随后又减半量重复一次。

【讨论分析】

(1) 该病例应诊断为何种病症?诊断依据是什么?

(2) 为什么用阿托品救治农药中毒?为何要达到"阿托品"化?"阿托品"化的标志有哪些?

(3) 为什么用碘解磷定治疗农药中毒?它能否被阿托品取代或取代阿托品?

(房春燕)

第二节 抗高血压药的合理用药

【病历资料】 患者,男,73岁。诉患有高血压病18年,近一年自行无规律服用药物,血压控制欠佳。喘息性支气管炎史30年,心绞痛史6年,糖尿病史8年。检查:体温36.7℃,脉搏61次/min,呼吸22次/min,血压185/116mmHg。一般情况可,肺部闻及哮鸣音。

血脂分析:总胆固醇 12.23mmol/L,甘油三酯 7.99mmol/L,高密度脂蛋白 0.91mmol/L,低密度脂蛋白 9.79mmol/L。空腹血糖:18.6mmol/L。心电图:有心肌缺血表现;左束支度重度传导阻滞;彩超:左心室壁显著增厚,心腔小。造影显示冠脉左前支重度狭窄。

【讨论分析】

(1) 该患者是否可以选择氢氯噻嗪治疗高血压病? 为什么?

(2) 是否可以选择 β 受体阻滞剂治疗高血压病? 是否可以和氢氯噻嗪联合应用? 为什么?

(3) 是否可以选择钙拮抗剂治疗高血压病? 为什么?

(4) 是否可以选择血管紧张素转化酶抑制剂治疗高血压病? 为什么?

(李承德)

第三节 抗慢性心功能不全药合理应用

【病历资料】 患者,男性,45 岁。因劳累后心悸、气短两年,咳嗽、下肢浮肿、不能平卧两个月,一周前入院。两年前开始劳累后气短、心悸,休息后好转,体力劳动受限。入院前两个月症状加重,胸闷,呼吸困难,平卧时明显,坐位减轻,咳嗽、咳痰带血,下肢浮肿。幼时曾患过扁桃体炎,经常发作,25 年前患过"关节炎",服药后治愈,入院前未用过"强心苷类"药物。入院体检:体温 37.2℃,呼吸 50 次/min,脉搏 130 次/min,血压 110/80mmHg,半卧位,颈静脉怒张,口唇发绀,两肺底可闻湿啰音,肝大肋下四指,有压痛,肝颈静脉回流征阳性。诊断:风湿性心脏病,心力衰竭。

入院后立即半卧位,休息,吸氧,皮下注射 1% 盐酸吗啡 0.5ml,呼吸减慢为 40 次/min,口服地高辛片 0.25mg,每小时一次,氢氯噻嗪 25mg,每日 3 次。经治疗,患者尿量增加,呼吸和脉搏变慢,咳嗽减轻。4 天后停用氢氯噻嗪,尿量仍继续增加,呼吸和脉搏继续变慢,咳嗽减轻,下肢浮肿消失。期间曾出现恶心,但未呕吐,20 天后出现恶心,呕吐,停用地高辛,静脉滴注 5% 葡萄糖液 250ml 加 10% 氯化钾液 7ml 症状缓解,改口服 10% 氯化钾液 10ml,每日 3 次。5 天后停用氯化钾,一切症状消失,出院。

【讨论分析】

(1) 病人入院当即吸氧、注射盐酸吗啡的目的是什么?

(2) 治疗后出现为什么恶心?

(3) 停用氢氯噻嗪后为什么还尿量继续增多?

(4) 用氯化钾的意义何在?

(毛淑梅)

第四节 肾上腺皮质激素合理用药

【病历资料】 患者,男性,66 岁。患风湿性关节炎 17 年,长期不规则口服泼尼松,同时患有慢性咳嗽 30 多年。此次以慢性支气管炎、肺结核伴气胸入院,入院后行抽气、胸腔闭式引流,抗感染及抗结核治疗。住院期间患者发热、咳嗽、吐痰及气胸反复发作,并出现精神症状,考虑为肺性脑病。静脉滴注肺脑合剂(含地塞米松)及泼尼松,4 天后出现明显上腹痛及黑便,血压下降,6 天后死亡。

【讨论分析】

(1) 患者为什么会出现上述并发症？发生机制是什么？从中应吸取哪些教训？

(2) 应如何正确使用糖皮质激素？

(张秀荣)

第五节 抗生素合理应用(联合用药)

病例一

【病历资料】 患者,女性,65 岁,患支气管炎。处方:5% 葡萄糖溶液 250ml+阿奇霉素 0.5g,静脉注射,每日 1 次;生理盐水 250ml+克林霉素 0.6g,静脉注射,每 12h 一次。

【用药分析】 阿奇霉素与克林霉素共同作用于细菌核糖体 50s 亚基,干扰细菌蛋白质合成。两药作用靶部位相同,联用产生药理拮抗作用。不宜同用,用其一即可。

病例二

【病历资料】 患者,女性,28 岁,患大叶性肺炎。处方:青霉素钠 80 万 U/支×8 支,用法:160 万 U,肌内注射,每日 2 次;阿奇霉素软胶囊,0.125g×20 粒;用法:每次 4 粒,每日 1 次。

【用药分析】 该方用于抗菌消炎,但阿奇霉素降低青霉素的疗效,青霉素是杀菌剂,只对繁殖期的细菌有效;而阿奇霉素是抑菌剂,它能抑制细菌的活动,使细菌处于静止状态,故抑菌剂与杀菌剂合用,可拮抗杀菌剂的作用,使杀菌剂的抗菌效果降低。两药不可同时应用。

病例三

【病历资料】 患者,女性,30 岁,患上呼吸道感染,伴有高烧、鼻塞、流涕、干咳 2 天。处方:头孢曲松钠 2.0g+生理盐水 100ml,静脉注射,每日 1 次,连用 10 天。

【用药分析】 上呼吸道感染多由病毒引起,抗生素在本例中无论是用作预防或治疗,均不适宜。

病例四

【病历资料】 患者,男性,34 岁,腹部外伤。处方:生理盐水 100ml+头孢西丁 2.0g,静脉注射,每 12h 一次;替硝唑 0.4g,静脉注射,每 12h 一次。

【用药分析】 头孢西丁为头孢霉素类 β-内酰胺药,对革兰阴性菌、厌氧菌有较强的抗菌作用,与替硝唑联用抗菌谱重叠,替硝唑没有使用的必要。

病例五

【病历资料】 患者,女性,46 岁,为三叉神经痛患者。长期服用卡马西平,又因牙周炎而服用红霉素。处方:卡马西平片,0.1g/片×100 片,每次 1 片,每日 3 次;红霉素片,0.125g/片×24 片,每次 2 片,每日 3 次。患者用药后出现卡马西平的神经毒性反应:头晕、头痛、共济失调。

【用药分析】 上述两药并用,酶抑制剂(红霉素)抑制了卡马西平的代谢,故使卡马西平的血药浓度增高1~2倍,病人可出现卡马西平的神经毒性反应。当停用红霉素后,症状即消失。可改用甲硝唑。

(赵廷坤)

第六节 抗恶性肿瘤药物案例

【病历资料】 患者,男性,60岁,咳嗽两个月入院,确诊小细胞型肺癌中晚期,已转移淋巴,不适合做手术。现在医院推荐CAV化疗方案如下:化疗之前,首先须明确患者血常规、肝肾功能、心电图及身体状况是否可耐受化疗。并查血NSE(神经醇烯化酶)作为化疗前后对比所用,见表4-17-1。

表 4-17-1 抗恶性肿瘤药 CAV 给药方案

药物	剂量	给药途径	给药时间
阿霉素	$50mg/m^2$	静脉注射	每疗程第一天
硫酸长春新碱	2mg	静脉注射	每疗程第一天
环磷酰胺	$1000mg/m^2$	静脉注射	每疗程第一天

注:每21天为一疗程

化疗期间及化疗结束后,可酌情使用一些免疫增强剂,如参芪扶正注射液或类似药物。化疗开始后,每周至少复查两次血常规,根据骨髓抑制情况酌情使用粒细胞刺激因子注射,平时也可口服生白胺等药物。每两周复查肝、肾功能,根据情况决定下一步治疗方案。其他如脱发、胃肠功能紊乱的情况可以对症处理。下次化疗可在第21天开始,但必须确认在未用药情况下,连续两次血常规无异常方可进行,否则可适当延后。

【讨论分析】

(1) CAV方案中阿霉素、环磷酰胺、长春新碱各属于哪一类抗肿瘤药,作用机制?

(2) CAV方案中三种药物的相互作用如何?

(3) 请课后搜集1~2个肿瘤化疗方案,分析该化疗方案的合理性。

【提示】 尽管目前已有40余种常用的抗肿瘤药物,而且新药还在不断地发展,但欲取得好的疗效,还必须有合理的治疗方案,包括用药时机、药物的选择与配伍、给药的先后次序、剂量、疗程及间隔时间等,才能做到全面、合理、有效地选择联合化疗方案。通常联合化疗方案的组成要考虑以下原则:

(1) 使用不同作用机制的药物,以便发挥协同作用。

(2) 药物不应有相似的毒性,以免毒性相加,患者不能耐受。

(3) 单一用药必须有效。

小细胞肺癌治疗原则以化疗为主,辅以手术和放疗。如不能手术,那就选择化疗和放疗。化疗方案有EP方案(依托泊苷,顺铂),EC方案(依托泊苷,卡铂),CAV方案(环磷酰胺,阿霉素,长春新碱)等化疗方案。不同的化疗方案的应用根据医生的经验,病人的病情及身体素质等情况选择。CAV方案可作为小细胞肺癌的一线方案。

(曲梅花)

参 考 文 献

高兴亚 . 2009. 机能实验学 . 北京:科学出版社 .

胡维城 . 2009. 医学机能学实验 . 北京:科学出版社 .

金玫蕾 . 2012. 我国实验动物科学带来的动物伦理和福利问题 . 生命科学,24(11):1325~1329.

罗自强 . 2008. 机能实验学 . 长沙:中南大学出版社 .

袁秉祥 . 2003. 机能实验学教程 . 西安:西安交通大学出版社 .

张义军 . 2006. 机能实验学 . 济南:山东大学出版社 .

张永亮 . 2011. 医学科研方法学 . 北京:人民军医出版社 .

张根葆,关宿东 . 2012. 机能实验学教程(修订版). 合肥:安徽科学技术出版社 .

朱建平 . 2010. 医学机能实验学教程 . 北京:科学出版社 .

朱坤杰 . 2010. 医学机能实验学 . 北京:科学出版社 .

周岐新 . 2009. 人体机能学实验 . 北京:科学出版社 .